뼈·관절 구조 교과서

· CG 디자인 | 3D인체동화제작센터 사토 신이치 http://3d-humanbody.com
· 집필협력 | 모리모노 요시유키, 다카사키 마사히코
· 일러스트 | KIP 공방(제1장, 제5장 두부), 다케구치 치카후미
· 디자인 | 주식회사 시키 디자인사무소
· 편집협력 | 주식회사 한후샤

COLOR ZUKAI HONE NO SHIKUMI·HATARAKI JITEN
supervised by Shuji Takeuchi, written by Takahiro Matsumura
Copyright © 2011 Shuji Takeuchi, Takahiro Matsumura
All rights reserved.
Original Japanese edition published by SEITO-SHA Co., Ltd., Tokyo.
This Korean language edition is published by arrangement with SEITO-SHA Co., Ltd., Tokyo
in care of Tuttle-Mori Agency, Inc., Tokyo through BC Agency, Seoul.

뼈·관절 구조 교과서

THE HUMAN BONE SYSTEM BOOK

아픈 부위를 해부학적으로 알고 싶을 때
찾아보는 뼈·관절 의학 도감

다케우치 슈지 원서 감수
마쓰무라 다카히로 지음

보누스

사람의 뼈는 약 200개지만, 그 200개가 따로 떨어져 존재하지 않는다. 뼈들은 서로 이어져 뼈대를 형성하고 한 개체의 토대를 이룬다. 뼈를 연결하는 관절은 연결부위를 움직이는 움직관절과 움직이지 않게 이어진 못움직관절이 있다. 또한 뼈대를 구성하는 뼈는 몸을 지탱해주고 그 안의 중요한 기관을 보호한다. 물론 관절을 만들어 몸을 움직이고 운동하게 하는 기능도 한다.

사람은 매일 걷고, 물건을 집고, 컴퓨터 키보드를 두드리며 끊임없이 손발을 움직인다. 움직임은 곧 근육의 작용이며 그 근육을 뼈대근육이라고 한다. 이 뼈대근육을 사용해 관절을 굽혔다 폈다 하면서 손발을 움직인다. 근육은 스스로 수축하며 운동을 하는 기관이므로 '능동적 운동기관'이라고 한다. 근육이 뼈에 부착되지 않는다면 관절의 운동은 일어나지 않는다. 뼈는 스스로 움직이지 못하고 근육에 의해 움직인다. 손가락 관절을 구부려서 물건을 잡을 수 있는 것도 그 예다. 따라서 뼈와 관절은 '수동적 운동기관'이라고 한다.

몸은 피부와 털, 머리카락 등으로 덮여 있으며 뼈는 몸 내부를 채우고 있다. 팔꿈치의 머리 부분, 급소인 정강이, 바깥쪽 복사뼈, 튀어나온 뒤통수 등 피부로 만질 수 있는 뼈도 많다. 각 부위는 무슨 뼈의 어느 부분일까? 이 책을 보면 알 수 있다. 참고로 팔꿈치머리는 자뼈의 팔꿈치머리, 정강이는 정강뼈의 안쪽모서리, 바깥쪽 복사뼈는 종아리

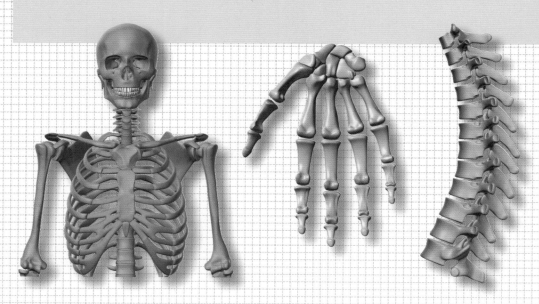

뼈의 가쪽복사, 튀어나온 뒤통수는 뒤통수뼈의 바깥뒤통수뼈융기다.

이 책은 몸 내부에 들어가 있는 뼈의 모양, 하나의 뼈에서 각 부분이 어떤 모양으로 어디에 위치하는지에 초점을 맞춰 일러스트와 그림으로 이해하기 쉽게 만들었다. 또한 CG로 실제 모양을 최대한 유지하면서 중요한 부분만 강조하거나 변형해서 활용했다.

뼈를 공부할 때 팔꿈치머리는 팔꿉관절을 굽히는 위팔세갈래근의 먼쪽 부착 부위, 목뼈 앞모서리 위부분에 있는 목뼈거친면은 넙다리네갈래근의 힘줄인 무릎인대(슬개건)의 먼쪽 부착 부위라는 정보 등 상세한 해설도 필요할 것이다. 따라서 그림 안에 설명을 자세히 넣어 참고할 수 있게 만들었다.

뼈의 모양과 구조를 단순히 눈으로 확인하는 것을 넘어 팔꿈치머리가 위팔세갈래근의 먼쪽 부착 부위라는 부분까지 설명하는 데는 이유가 있다. 이 책에서 다루는 뼈·관절·인대의 해부학은 단순히 명칭만 외우면 되는 학문이 아니다. 인체 각 부위와 각 기관이 유기적으로 관련을 맺고 있다는 것을 이해해야 한다. 이 책으로 뼈의 원리와 기능을 제대로 알아두길 바란다.

다케우치 슈지

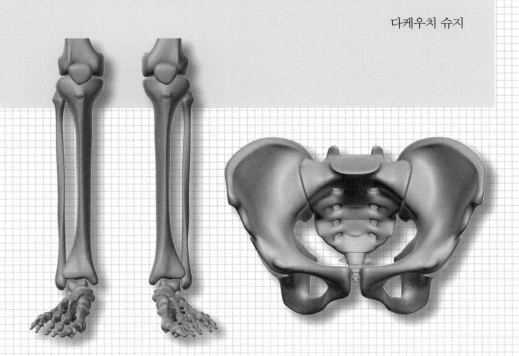

이 책의 특징과 대상

이 책은 해부학 중에서도 뼈대를 주로 소개한다. 대표적인 관절을 포함해 각 부위의 명칭과 특징을 하나하나 설명하고, 입체적으로 이해할 수 있도록 CG로 뼈 그림(머리, 관절 제외)을 제작했다는 점이 특징이다.

의사, 간호사, 침구사, 안마·마사지·지압사, 접골사, 물리치료사, 작업치료사, 방사선사, 응급구조사 등을 준비하는 학생이나 종사자, 나아가 뼈에 관해 해부학적 지식이 필요한 모든 사람에게 도움이 될 것이다.

뼈는 우리 몸의 토대를 이루는 기본적인 기관이다. 단지 운동뿐 아니라 관련 기관을 이해하는 데도 가장 기초가 되기 때문에 더욱 중요하다. 이 책은 인체의 모든 뼈와 관절을 일목요연하게 정리하는 것은 물론, 독자가 아픈 부위의 명확한 위치와 구조를 이해하는 데 도움을 줄 수 있도록 구성했다.

뼈의 각 부위 명칭과 영단어

용어는 〈대한의사협회 의학용어집〉(5.1판)을 참고했다. 각 뼈의 이름에는 영문명을 함께 표기했고, 뼈의 각 부위에는 설명을 넣었다. 또 개별 뼈의 전체 그림을 볼 수 있도록 이미지를 넣었고, 한 페이지에서 그림과 해설을 동시에 볼 수 있게 구성한 것이 강점이다. 부록(133쪽)에서도 따로 학습할 수 있도록 구성했으니 꼭 활용하기 바란다.

읽을 때 주의할 점

뼈의 모양과 설명은 문헌이나 사람에 따라 다르다. 따라서 가장 일반적인 모양과 해설을 바탕으로 구성했다. 또 뼈의 전체 모습이나 관절 운동범위 측정을 설명할 때는 되도록 알기 쉬운 표현을 사용했다. 실제 현장에서는 이를 응용한 표현도 필요할 수 있으니 잘 생각해보며 읽기 바란다.

영문 표기는 문헌에 따라 '~뼈'를 'os~', '~근'을 'm.~'으로 축약해 표현한 경우도 있다. 그러나 이 책은 뼈와 관절만을 집중적으로 다루는 만큼 굳이 생략된 표현을 사용하지 않았다. 이 점을 참고해 뼈와 관절의 지식을 키우고 뼈대의 법칙성을 공부하기 바란다.

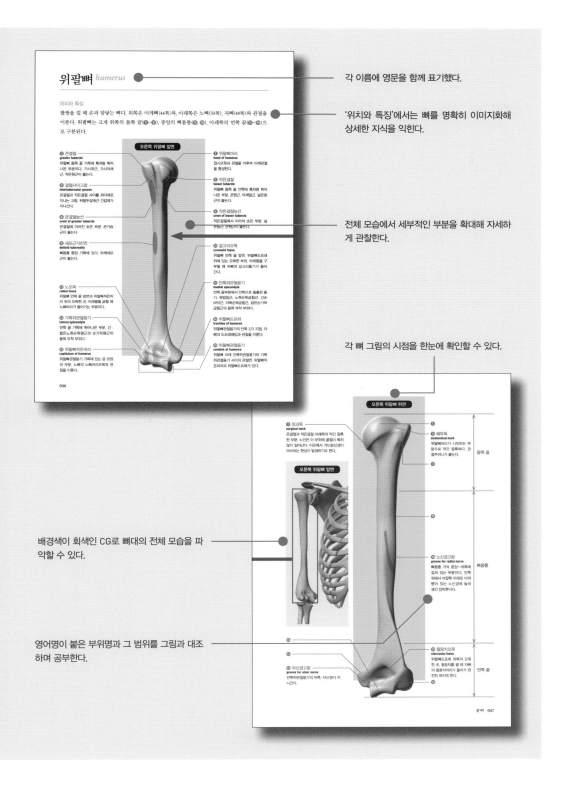

각 이름에 영문을 함께 표기했다.

'위치와 특징'에서는 뼈를 명확히 이미지화해 상세한 지식을 익힌다.

전체 모습에서 세부적인 부분을 확대해 자세하게 관찰한다.

각 뼈 그림의 시점을 한눈에 확인할 수 있다.

배경색이 회색인 CG로 뼈대의 전체 모습을 파악할 수 있다.

영어명이 붙은 부위명과 그 범위를 그림과 대조하며 공부한다.

제 3 장　다리뼈

제 4 장　몸통의 뼈

부록

제1장

골학 기초 지식
Basic Knowledge of Osteology

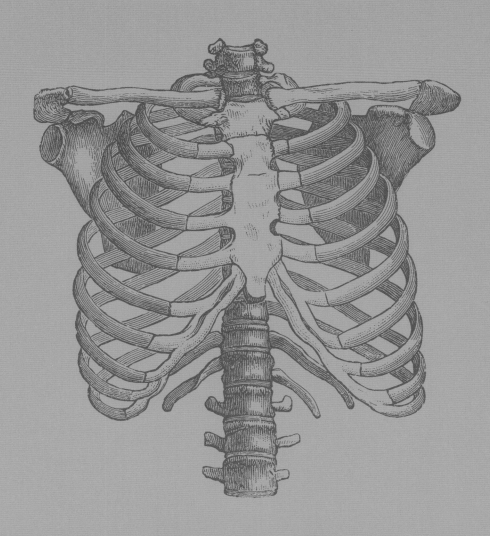

뼈의 역할과 분류

뼈가 이어져 뼈대 형태를 만든다

인체에는 약 200개의 뼈가 있으며, 서로 연결되어 뼈대(skeleton)를 형성한다. 뼈대는 연골(cartilage), 인대(ligament)와 함께 뼈대계통(skeleton system)을 이룬다.

뼈대계통의 역할

뼈대계통의 역할은 크게 다섯 가지로 나눌 수 있다.

(1) 인체를 지탱하고 뼈대를 구성해 몸의 토대를 만든다.

(2) 장기를 보호한다.
  - 머리뼈(skull) : 머리뼈안이라는 공간을 만들어 뇌를 보호한다.
  - 척주(vertebral column) : 척주관을 만들어 척수를 보호한다.
  - 가슴우리(thorax) : 가슴안이라는 공간을 만들어 가슴 부위 장기를 보호한다.
  - 골반(pelvis) : 골반안이라는 공간을 만들어 골반 장기를 보호한다.

(3) 수동적 운동기관으로서 능동적 운동기관인 근육과 함께 운동계통을 형성한다.

(4) 칼슘이온을 저장한다.

(5) 적색골수(red bone marrow)가 들어 있어 조혈작용을 한다.

뼈 모양에 따른 분류

뼈의 명칭은 형태에 따라 크게 여섯 가지로 분류한다.

(1) 긴뼈(long bone) : 장골이라고도 한다. 크기에 관계없이 세로로 길고, 뼈끝과 중심부인 뼈몸통이 구별된다. 위팔뼈(46쪽), 손가락뼈(54쪽), 넙다리뼈(68쪽) 등 팔다리에 많다.

(2) 짧은뼈(short bone) : 긴축과 짧은축의 길이가 거의 같고 뼈끝과 뼈몸통이 잘 구별되지 않는다. 손목뼈(52쪽), 발목뼈(74쪽) 등이 있다.

(3) 납작뼈(flat bone) : 편평한 판자 모양의 뼈. 복장뼈(85쪽)와 일부 머리뼈에 있다.

(4) 불규칙뼈(irregular bone) : 긴뼈, 짧은뼈, 납작뼈에 해당하지 않는 뼈. 어깨뼈(44쪽), 척추뼈(83쪽) 등이 있다.

(5) 공기뼈(pneumatic bone) : 외부와 통하는 빈 굴이 있는 뼈. 이마뼈(100쪽), 벌집뼈(106쪽), 나비뼈(110쪽), 위턱뼈(112쪽) 등 코곁굴을 구성하는 뼈와 관자뼈(108쪽)가 있다.

(6) 종자뼈(sesamoid bone) : 특정 인대와 힘줄에 있는 뼈로 무릎뼈(78쪽)가 있다.

긴뼈

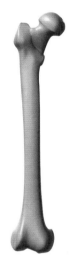

세로로 길며 뼈끝과 뼈몸통이 구별된다. 그림은 넙다리뼈.

짧은뼈

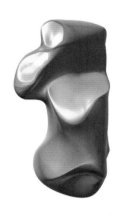

세로 길이가 짧아 뼈끝과 뼈몸통이 잘 구별되지 않는다. 그림은 발목뼈를 구성하는 발꿈치뼈.

납작뼈

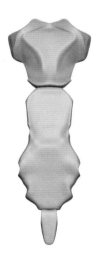

납작한 판 모양의 뼈. 그림은 복장뼈.

불규칙뼈

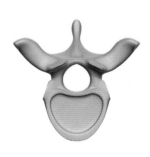

모양이 불규칙하며 긴뼈, 짧은뼈, 납작뼈에 해당하지 않는 뼈. 그림은 척추뼈.

공기뼈

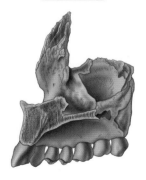

외부와 통하며 공기가 들어오는 빈 굴이 있는 뼈. 그림은 위턱뼈.

종자뼈

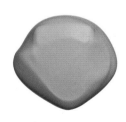

특정 인대나 힘줄에 있는 뼈. 그림은 무릎뼈.

뼈의 구조

네 가지로 구성된 뼈의 구조

뼈는 일반적으로 뼈막, 연골질, 골질, 골수의 네 가지로 이루어진다. 뼈의 표면에는 한 개에서 몇 개에 이르는 혈관 통로인 영양구멍이 있으며 영양관과 골수공간으로 이어져 있다.

뼈막

뼈막(periosteum)이란 관절연골과 근육이 붙는 부위를 제외하고 모든 뼈 표면을 덮고 있는 결합조직성 막이다. 많은 감각신경과 혈관이 분포해 있으며 뼈끝의 뼈막은 관절주머니로 연결된다. 뼈와는 샤피섬유로 결합한다. 뼈막은 뼈의 보호와 성장(굵기의 성장), 재생에 관여한다.

연골질

주로 뼈끼리 이웃하고 있는 관절면에는 유리연골에 속하는 관절연골이 있다. 성장하는 뼈의 뼈몸통과 뼈끝 사이에 있는 뼈끝판은 뼈의 길이 성장에 관여한다. 뼈끝판도 마찬가지로 유리연골에 속한다. 성장이 멈추면 뼈되기(골화) 과정을 거쳐 뼈끝선이 된다.

골질

골질은 표면의 치밀질(compact substance)과 내부의 해면질(spongy substance)로 구성된다. 치밀질의 구조는 15쪽 그림을 참고한다.

긴뼈의 뼈몸통은 단단한 치밀질로 이루어져 있으며 내부에는 골수를 채울 수 있는 골수공간이 있다. 뼈끝은 표면에 얇은 치밀질이 있고 나머지는 모두 해면질이다. 납작뼈에는 속판과 바깥판이라고 불리는 두 치밀질 사이에 해면질인 판사이층이 있다.

짧은뼈와 불규칙뼈도 얇은 치밀질로 덮인 해면질로 구성된다. 치밀질과 해면질은 뼈세포와 바탕질(규칙성을 지닌 채 나아가는 교원섬유와 그 사이를 채우고 있는 인산칼슘 등의 무기질)로 이루어져 단단하면서도 탄력이 있다.

골수

골수(bone marrow)란 긴뼈의 골수공간과 나머지 뼈의 해면질 뼈잔기둥 속에 있는 세포조직이다. 혈액세포를 만드는 조혈기능이 있으며 적색골수와 황색골수가 있다.

- 적색골수(red bone marrow) : 조혈기능이 있다. 발육기의 골수는 모두 적색골수다. 성인은 볼기뼈(60쪽), 척추뼈(83쪽), 복장뼈(85쪽), 갈비뼈(86쪽), 머리뼈(98쪽) 등에 있다.
- 황색골수(yellow bone marrow) : 발육기의 골수는 모두 적색골수지만, 특히 긴뼈의 경우 성장하면서 지방조직이 증가해 황색골수가 된다.

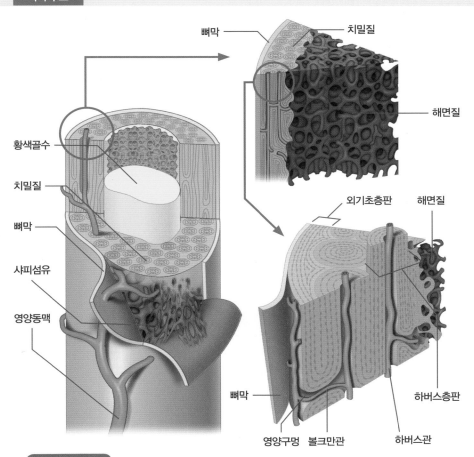

- 뼈막
- 치밀질
- 해면질
- 황색골수
- 치밀질
- 뼈막
- 샤피섬유
- 영양동맥
- 외기초층판
- 해면질
- 뼈막
- 영양구멍
- 볼크만관
- 하버스층판
- 하버스관

치밀질의 구조

치밀질은 위 그림에서 볼 수 있는 둥근 기둥 모양의 뼈단위(osteon)로 이루어져 있다. 뼈단위는 다시 하버스층판과 하버스관으로 구성된다. 그래서 뼈단위를 하버스계통(Haversian system)이라 부르기도 한다. 하버스관에 거의 수직으로 뻗어 있는 볼크만관도 치밀질 구조에 속한다.

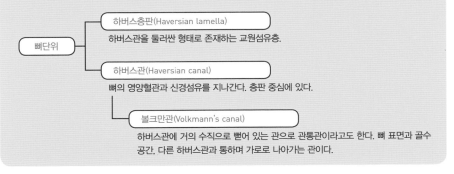

뼈단위

하버스층판(Haversian lamella)
하버스관을 둘러싼 형태로 존재하는 교원섬유층.

하버스관(Haversian canal)
뼈의 영양혈관과 신경섬유를 지나간다. 층판 중심에 있다.

볼크만관(Volkmann's canal)
하버스관에 거의 수직으로 뻗어 있는 관으로 관통관이라고도 한다. 뼈 표면과 골수 공간, 다른 하버스관과 통하며 가로로 나아가는 관이다.

뼈의 발생과 성장

뼈가 발생하는 두 가지 방식

뼈가 발생하는 과정인 뼈되기(ossification)에는 '막속뼈되기'와 '연골뼈되기'의 두 종류가 있다.

뼈의 길이 성장은 뼈끝판에서, 굵기 성장은 뼈막에서 이루어진다.

막속뼈되기

막속뼈되기(intramembranous ossification)는 판자 모양의 마루뼈와 빗장뼈에서 나타나며 결합조직성 뼈 또는 막뼈라고도 한다.

뼈가 발생하는 중간엽세포는 뼈모세포로 분화해 기질과 교원섬유를 분비한다. 이 바탕질이 석회화되면서 단단한 뼈바탕질이 형성되고, 속에 있는 뼈모세포는 뼈세포가 된다.

연골뼈되기

연골뼈되기(endochondral ossification)는 치환골 또는 연골성 뼈라고도 하는데, 인체의 뼈는 대부분 이 방법으로 발생한다.(17쪽 그림 참조)

중간엽에서 분화한 유리연골이 뼈의 원형을 형성하고, 뼈몸통 부분에 1차 뼈되기중심이 생긴다. 뒤이어 뼈끝 부분에도 2차 뼈되기중심이 나타나 뼈되기가 진행된다.

각각의 뼈되기중심에서 뼈조직이 형성되기 시작하면 그 사이에 연골이 남는다. 그 연골을 뼈끝판(성장판)이라 부르며 사춘기까지 계속해서 증식한다. 뼈의 성장이 끝나면 뼈끝판은 단단한 뼈조직인 뼈끝선이 된다.

아동기에 많이 발생하는 불완전골절

인간은 일반적으로 아동기와 청소년기에 걸쳐 키가 자란다. 뼈 속에서는 뼈끝판과 뼈막의 작용으로 길이와 굵기 성장이 이루어진다.

어린이는 움직임이 활발해서 골절이 자주 발생한다. 그런데 어른의 골절과는 달리 완전히 뚝 부러지는 것이 아니라 뼈막이 이어진 상태에서 가운데만 부러지는 경우가 있다. 이러한 불완전골절의 예로 생나무골절(greenstick fracture)이 있는데, 아동 뼈막 특유의 두께와 탄력 때문에 발생하는 것으로 알려져 있다. 단, 불완전골절이라 하더라도 통증은 크게 다르지 않다. 뼈막에는 많은 신경이 분포하기 때문이다.

이마는 어디에서 생겨날까?

이마는 머리덮개뼈를 구성하는 뼈 중 하나인 이마뼈(100쪽)에 해당한다. 앞머리선 양쪽을 만져보면 뼈가 솟은 부분인 이마뼈융기를 확인할 수 있다. 이 부분이 뼈되기중심이며 물결 형태로 뼈되기가 진행되면서 이마를 완성한다. 머리덮개뼈에는 그 밖에 마루뼈(102쪽), 뒤통수뼈(104쪽) 등이 있으며 각자 이마처럼 뼈되기중심이 솟은 부분이 있다. 직접 만져서 확인해보자.

연골뼈되기

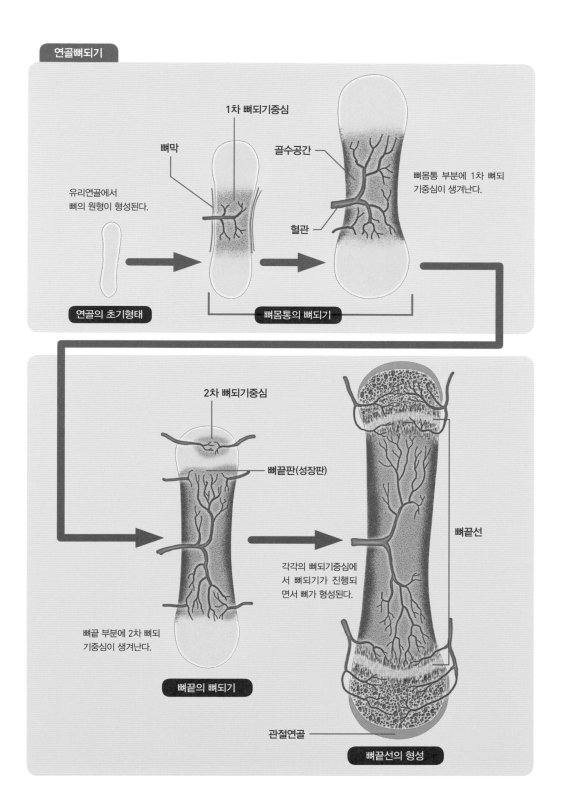

유리연골에서 뼈의 원형이 형성된다.

연골의 초기형태

뼈막

1차 뼈되기중심

골수공간

혈관

뼈몸통 부분에 1차 뼈되기중심이 생겨난다.

뼈몸통의 뼈되기

2차 뼈되기중심

뼈끝판(성장판)

뼈끝 부분에 2차 뼈되기중심이 생겨난다.

뼈끝의 뼈되기

각각의 뼈되기중심에서 뼈되기가 진행되면서 뼈가 형성된다.

뼈끝선

관절연골

뼈끝선의 형성

뼈의 부위별 명칭

뼈의 부위별 표현

뼈의 명칭은 대부분 부위와 모양을 연상시키는 이름이 붙어 있다. 끝, 가시, 주머니처럼 형태를 쉽게 떠올릴 수 있는 것이 많다. 다양한 상황에서 응용할 수 있도록 뼈의 이름과 모양을 표현별로 정리했다.

모양을 나타내는 표현

뼈의 부위를 나타낼 때 많이 쓰이는 표현을 실었다.

- 머리 : 둥근 가장자리 부분. 예로 위팔뼈머리 (46쪽)가 있다.
- 목 : 끝에서 가까운 가느다란 부분. 예로 위팔뼈 외과목(47쪽)이 있다.
- 몸통 : 특히 긴뼈의 몸통 부분. 예로 넙다리뼈몸통(69쪽), 복장뼈몸통(85쪽)이 있다.
- 바닥 : 굵은 쪽 끝부분. 예로 손허리뼈바닥(55쪽)이 있다.
- 끝 : 좁아진 끝부분. 예로 엉치뼈끝(94쪽)이 있다.
- 안 : 뼈 내부(기관)의 공간. 예로 코안(124쪽)이 있다.
- 굴 : 뼈 내부(기관)에 크게 파인 곳. 예로 이마굴(100쪽)이 있다.
- 덮개 : 천장에 씌워진 덮개 형태의 구조. 예로 머리덮개뼈(128쪽)가 있다.
- 문 : 안으로 들어가는 입구. 예로 위가슴문(84쪽), 위골반문(66쪽)이 있다.

- 구멍 : 표면에서 내부를 향하거나 관통하는 구멍. 예로 큰구멍(104쪽)이 있다.
- 오목(또는 우묵) : 표면의 일부가 들어가 있는 부분. 예로 융기사이오목(68쪽)이 있다.
- 주머니 : 공간과 기관을 감싸고 있는 구조물. 예로 관절주머니(20쪽), 윤활주머니(21쪽)가 있다.
- 집 : 끈 형태의 기관 주위를 감싸고 있는 구조. 예로 힘줄집이 있다.
- 돌기 : 돌출된 부분. 예로 붓돌기(48쪽)가 있다.
- 패임 : 잘린 듯이 파인 부분. 예로 도르래패임(49쪽)이 있다.
- 활 : 활 모양이나 아치를 그리는 부분. 예로 이틀활(113쪽)이 있다.
- 능선 : 뼈 표면이 산맥처럼 솟아오른 부분. 예로 큰결절능선(46쪽), 엉덩뼈능선(63쪽)이 있다.
- 가시 : 가시처럼 뾰족한 부분. 예로 어깨뼈가시(44쪽)가 있다.
- 융기 : 뼈의 일부가 혹처럼 솟은 부분. 예로 가쪽위관절융기(46쪽)가 있다.
- 결절 : 뼈 표면이 혹처럼 솟은 부분. 예로 큰결절(46쪽), 궁둥뼈결절(64쪽)이 있다.
- 거친면 : 뼈 표면의 일부가 불규칙하게 솟은 부분. 예로 세모근거친면(46쪽)이 있다.
- 고랑 : 능선이나 융기처럼 솟아오른 부분 사이에 패인 곳. 혈관이나 신경과 접한 경우가 많다. 예로 안쪽복사고랑(71쪽)이 있다.

위팔뼈(46쪽) 그림을 예로 들어 부위별 명칭을 확인해보자.

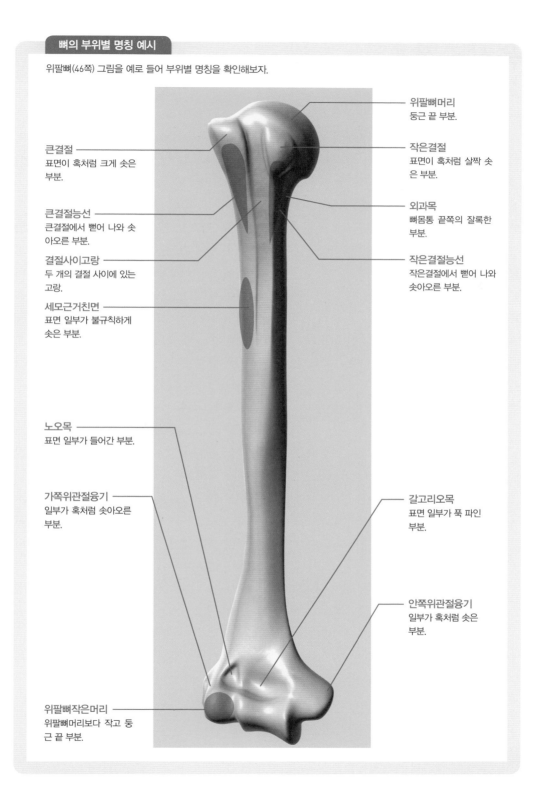

위팔뼈머리
둥근 끝 부분.

작은결절
표면이 혹처럼 살짝 솟은 부분.

외과목
뼈몸통 끝쪽의 잘록한 부분.

작은결절능선
작은결절에서 뻗어 나와 솟아오른 부분.

갈고리오목
표면 일부가 푹 파인 부분.

안쪽위관절융기
일부가 혹처럼 솟은 부분.

큰결절
표면이 혹처럼 크게 솟은 부분.

큰결절능선
큰결절에서 뻗어 나와 솟아오른 부분.

결절사이고랑
두 개의 결절 사이에 있는 고랑.

세모근거친면
표면 일부가 불규칙하게 솟은 부분.

노오목
표면 일부가 들어간 부분.

가쪽위관절융기
일부가 혹처럼 솟아오른 부분.

위팔뼈작은머리
위팔뼈머리보다 작고 둥근 끝 부분.

움직관절

두 가지 관절

몸의 모든 뼈는 이웃한 두 개 이상의 뼈와 연결되어 관절을 형성한다. 관절은 크게 뼈 사이에 일정한 간격이 있는 움직관절과 뼈 사이에 틈이 거의 보이지 않는 못움직관절(22쪽)로 분류한다. 좁은 의미의 관절은 일반적으로 움직임을 동반하는 움직관절을 가리키며, 못움직관절은 포함되지 않는다.

움직관절의 구조

움직관절은 두 뼈 사이에 일정한 간격이 있으며 윤활관절(synovial joint)이라고도 부른다. 움직관절의 구조는 다음과 같다. 관절의 구조(21쪽 그림)와 함께 확인하기 바란다.

- 관절머리(articular head) : 관절을 구성하는 뼈에서 볼록한 부위를 가리킨다. 표면은 유리연골로 덮여 있으며 매끄럽다.
- 관절오목(articular socket) : 오목하게 들어가 있는 부위. 관절머리와 마찬가지로 유리연골에 덮여 있다.
- 관절테두리(articular labrum) : 관절오목 둘레에 붙어 있으며 오목한 관절면을 더욱 깊게 만드는 섬유연골이다.
- 관절원반(articular disk) : 섬유연골로 이루어진 작은 판으로, 관절적합성(맞닿는 뼈의 관절면

이 서로 잘 들어맞는 정도)을 높인다.
- 관절반달(articular meniscus) : 마찬가지로 관절 적합성을 높이는 고리 또는 반달 모양의 섬유연골이다.
- 관절주머니(articular capsule) : 뼈막에서 이어진 결합조직으로 관절머리, 관절오목, 관절원반 등을 한데 감싸고 있다. 가운데 부분은 관절안이라고 하며 윤활액으로 차 있다. 관절주머니는 두 겹으로 바깥쪽은 섬유막, 안쪽은 윤활막이라고 한다.
- 섬유막(fibrous membrane) : 강한 결합조직과 소량의 탄력섬유로 이루어져 있으며 관절주머니의 기초가 된다. 관절 부근 뼈막에 붙어 있다.
- 윤활막(synovial membrane) : 혈관에 풍부한 미끄러운 막. 관절안에 주름 형태(윤활주름) 또는 융모 형태(활막융모)로 돌출되어 있다. 윤활액을 분비한다.
- 윤활액(synovial fluid) : 히알루론산(hyaluronic acid)을 함유한 점성이 높은 액. 관절안을 채우고 있다. 윤활작용을 하고 관절연골에 영양을 공급한다.
- 인대(ligament) : 보통 관절주머니 바깥쪽에 있으며 관절을 보조하거나 지나친 운동을 제한한다. 무릎의 앞·뒤십자인대처럼 관절 속에 들어 있는 인대도 있다.

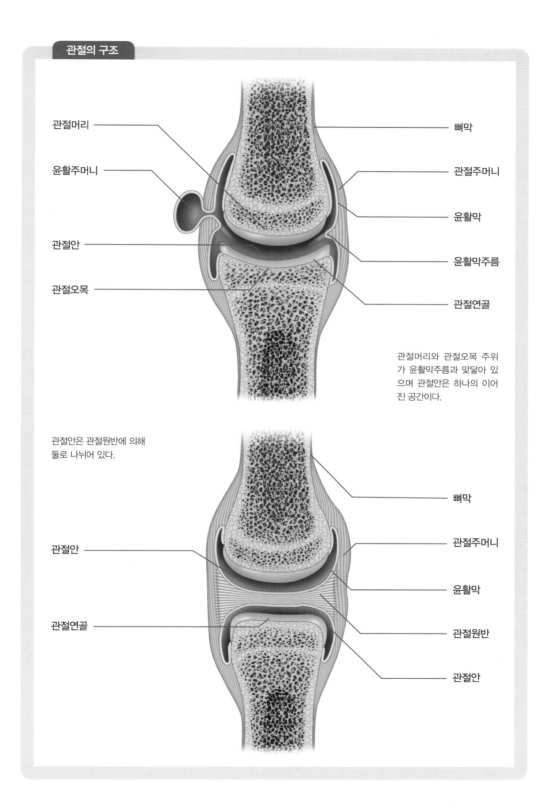

관절머리

윤활주머니

관절안

관절오목

뼈막

관절주머니

윤활막

윤활막주름

관절연골

관절머리와 관절오목 주위가 윤활막주름과 맞닿아 있으며 관절안은 하나의 이어진 공간이다.

관절안은 관절원반에 의해 둘로 나뉘어 있다.

뼈막

관절주머니

윤활막

관절원반

관절안

관절안

관절연골

못움직관절

못움직관절

결합한 뼈 사이의 틈이 거의 없이 연속적으로 이어져 있어 양 뼈의 가동성이 없거나 아주 적은 상태로 결합한 것을 못움직관절이라고 한다. 못움직관절에는 크게 세 가지 종류가 있다.

못움직관절의 분류

첫 번째 못움직관절로는, 두 개의 뼈 사이가 결합조직으로 채워져 운동성이 거의 없는 섬유관절이 있다.(23쪽 섬유관절 그림 참조) 섬유관절은 다시 두 개의 뼈가 인대 또는 막으로 결합되는 인대결합, 적은 양의 결합조직으로 톱니처럼 맞물려 결합되는 봉합, 못을 박은 듯한 구조를 지닌 못박이관절의 세 가지로 분류된다.

두 번째는, 두 개의 뼈가 연골로 결합되어 섬유연골결합(두덩결합 등)과 유리연골결합(뒤통수뼈사이 등)이 있는 연골관절이다.(23쪽 연골관절 그림 참조)

세 번째는, 두 뼈 사이에 골질이 있으며 대부분 연골관절에서 변화한 뼈붙음이다. 예로는 엉치척추뼈의 결합이 있다.

못움직관절

섬유관절 fibrous joint

① **인대결합 syndesmosis**
두 뼈의 사이가 인대 또는 막성결합조직으로 결합된 것이다.(빗장사이인대, 붓목뿔인대, 아래팔·종아리뼈사이막 등)

② **봉합 suture**
주로 머리덮개뼈와 얼굴뼈 사이에서 보이며 적은 양의 결합조직으로 결합해 있다. 이 결합조직은 뼈되기를 거치면서 골결합이 이루어진다. 톱니가 맞물리듯이 결합하는 톱니봉합, 두 뼈가 포개지면서 결합하는 비늘봉합, 두 뼈가 직선으로 결합하는 평면봉합이 있다.

③ **못박이관절 gomphosis**
이뿌리와 이틀의 결합이 대표적이다. 못을 박은 것과 같은 구조다.

연골관절 cartilaginous joint

① **섬유연골결합**
두 개의 뼈가 섬유연골로 결합한다.

② **유리연골결합**
두 개의 뼈가 유리연골로 결합한다.

뼈붙음 synostosis

엉치척추뼈의 결합이 그 예로, 연골관절이 변화한 것이다.

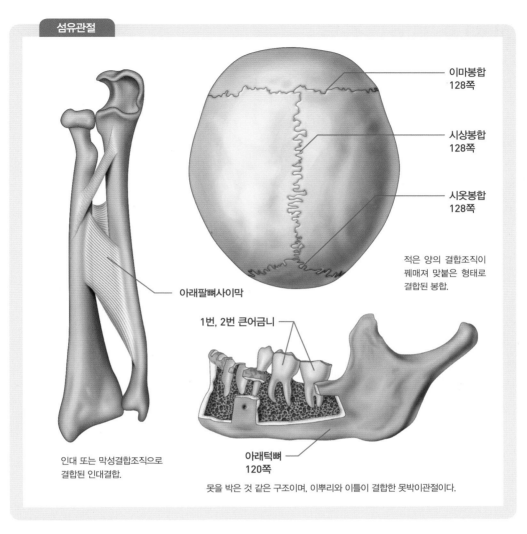

섬유관절

이마봉합
128쪽

시상봉합
128쪽

시옷봉합
128쪽

아래팔뼈사이막

적은 양의 결합조직이
꿰매져 맞붙은 형태로
결합된 봉합.

1번, 2번 큰어금니

아래턱뼈
120쪽

인대 또는 막성결합조직으로
결합된 인대결합.

못을 박은 것 같은 구조이며, 이뿌리와 이틀이 결합한 못박이관절이다.

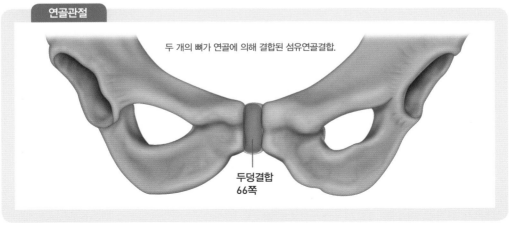

연골관절

두 개의 뼈가 연골에 의해 결합된 섬유연골결합.

두덩결합
66쪽

관절운동의 종류

관절운동의 측정법과 기준

관절운동에는 몇 가지 종류가 있는데, 그것을 표현하려면 일정한 기준이 필요하다. 관절운동을 측정할 때는 특별한 경우를 제외하고 해부학적 기본자세(25쪽 자세❷ 그림)를 0°로 설정한다.

임상적으로는 관절가동범위 측정(range of motion test: ROM-T)이라는 방법을 사용한다. (154쪽 참조) 관절운동을 측정할 때는 3차원법이 사용된다. 세 가지 면과 축을 규정하고, 이를 이용해 신체의 각 운동을 표현한다.

면(plane)

면은 서로 수직으로 교차하는 세 개의 기본면 (25쪽 신체의 기본면 그림)을 기준으로 한다.

**(1) 시상면(sagittal plane) 또는
정중시상면(midsagittal plane)**
신체를 앞에서 뒤로 잘라 좌우를 나누는 수직면.

**(2) 이마면(frontal plane) 또는
관상면(coronal plane)**
신체를 앞뒤로 나누는 수직면.

**(3) 수평면(horizontal plane) 또는
가로면(transverse plane)**
지면과 평행인 면. 신체를 위아래로 나눈다.

축(axis)

대부분의 운동은 관절을 축으로 하는 회전운동이다. 운동축은 면에 직각으로 교차한다.

(1) 시상-수평축(sagittal-horizontal axis)
앞뒤 방향의 축. 운동면은 이마면이다. 팔을 옆쪽 위로 올리는 동작이다.

(2) 이마-수평축(frontal-horizontal axis)
좌우(가로) 방향의 축. 운동면은 시상면이다. 팔을 앞쪽 위로 올리는 동작이다.

(3) 수직축(vertical axis)
수직(세로) 방향의 축. 운동면은 수평면이다. 고개를 옆으로 돌리는 동작이다.

운동 방향

(1) 굽힘(flexion)·폄(extension)
시상면 운동. 이마-수평축의 작용이다.

(2) 벌림(abduction)·모음(adduction)
이마면 운동. 시상-수평축의 작용이다.

**(3) 바깥돌림(external rotation, outward rotation)
·안쪽돌림(internal rotation, inward rotation)**
수평면 운동. 수직축의 작용이다.

(4) 휘돌림(circumduction)
몸분절이 원뿔을 그리는 형태의 운동으로, 2축 또는 다축관절에 생긴다.

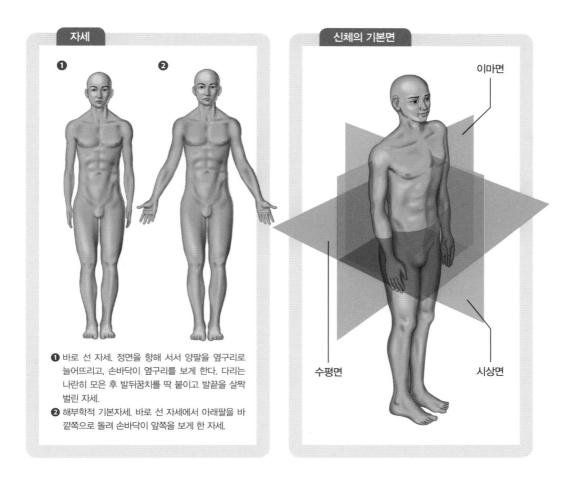

자세

❶ ❷

❶ 바로 선 자세. 정면을 향해 서서 양팔을 옆구리로 늘어뜨리고, 손바닥이 옆구리를 보게 한다. 다리는 나란히 모은 후 발뒤꿈치를 딱 붙이고 발끝을 살짝 벌린 자세.
❷ 해부학적 기본자세. 바로 선 자세에서 아래팔을 바깥쪽으로 돌려 손바닥이 앞쪽을 보게 한 자세.

신체의 기본면

이마면

수평면 시상면

운동 방향의 구체적인 예

❶ 굽힘과 폄은 시상면 운동으로 이마─수평축이 작용한다. 굽힘은 부위끼리 가까워져 그 각도가 작아지는 운동이며 폄은 반대로 부위끼리 멀어져 그 각도가 벌어지는 운동이다.

❷ 벌림과 모음은 이마면 운동으로 시상─수평축이 작용한다. 벌림은 특정 부위가 신체 중심선에서 멀어지는 운동이며 모음은 반대로 신체 중심선에 가까워지는 운동이다. 단, 어깨관절벌림의 경우 벌리는 각이 90도 이상이라면 신체 중심선에 가까워지는 운동이 된다. 손가락벌림의 경우 손가락의 중심선에 해당하는 가운데손가락에서 멀어지는 운동이 된다.

❸ 바깥돌림과 안쪽돌림은 수평면 운동으로 수직축이 작용한다. 바깥돌림은 해부학적 자세에서 앞면이 바깥쪽을 향하는 운동이며 안쪽돌림은 반대로 앞면이 안쪽을 향하는 운동이다.

❹ 그밖에 몸이 원뿔을 그리는 모습의 운동(원뿔의 꼭지점은 관절, 바닥의 원둘레는 몸분절의 말초부에 해당)이 있는데, 2축 또는 다축관절에서 일어난다. 어깨관절, 다리관절, 가운데손가락관절 등에서 보이며 굽힘, 폄, 벌림, 모음이 조합되면 휘돌림이 된다.

움직관절의 종류

관절의 분류 기준
관절은 뼈의 개수, 운동축, 모양에 따라 분류한다.

뼈의 개수에 따른 분류
어깨관절(29쪽)처럼 두 개의 뼈로 구성된 관절을 단순관절이라고 한다. 그리고 팔꿈관절(30쪽)처럼 세 개 이상의 뼈로 구성된 관절은 복합관절이라고 한다.

운동축에 따른 분류
관절은 운동축에 따라 굽힘·폄과 같이 축 하나를 중심으로 움직이는 홑축관절, 앞뒤와 옆으로 굽히고 펴는 축 두 개를 중심으로 움직이는 2축관절, 앞뒤와 옆 굽힘에 더해 휘돌림까지 이루어지도록 축 세 개 이상을 중심으로 움직이는 다축관절(뭇축관절)의 세 종류가 있다.

모양에 따른 분류
관절머리와 관절오목 모양에 따라 크게 여섯 가지로 분류한다. 관절의 분류(27쪽)와 대조하면서 확인하기 바란다.

(1) 절구관절(spheroid[cotyloid] joint)
관절면이 반구형으로, 가동범위가 큰 다축관절이다. 예로 어깨관절과 팔다리관절이 있다.

(2) 타원관절(ellipsoid joint)
손목관절의 경우 관절머리와 관절오목이 타원의 일부를 이루고 있다. 절구관절과 달리 휘돌림은 하지 않는 2축관절이다. 턱관절이나 무릎관절처럼 관절머리가 원형이 아니고 관절오목도 얕으면 융기관절(condyloid joint)이라고 부른다. 일반적으로 융기관절의 경우 인대의 움직임이 제한되기 때문에 운동이 1~2방향으로 한정된다.

(3) 안장관절(saddle joint)
안장 모양의 쌍곡면을 이루는 관절. 2축관절이다.

(4) 경첩관절(hinge joint)
한쪽 관절면이 다른 쪽 관절면과 맞닿아 경첩처럼 돌아가는 홑축관절이다. 몸쪽노자관절이 이에 속한다. 경첩관절의 변형인 나선관절(spiral joint)은 발목관절처럼 운동 방향이 뼈의 긴 축과 직각을 이루지 않고 나선형 궤적을 그리는 홑축관절이다.

(5) 중쇠관절(pivot joint)
관절머리와 관절오목이 원기둥 모양(위팔자관절 등)이며 원기둥 축을 중심으로 운동하는 홑축관절이다.

(6) 평면관절(plane joint)
관절면이 평면인 것으로, 돌기사이관절 등이 있다. 평면관절의 일종인 반움직관절은 관절면이 평면이 아니며 관절 적합성이 높다. 반움직관절은 평면관절보다 운동범위가 좁으며 예로는 엉치엉덩관절이 있다.

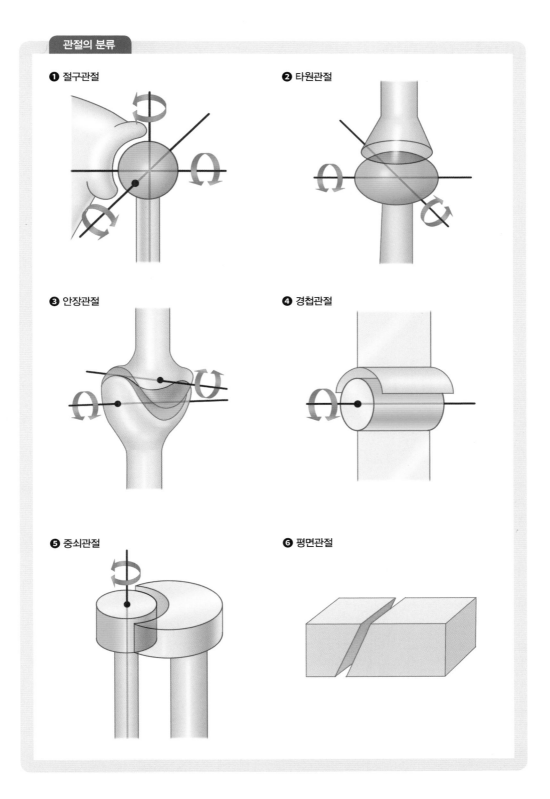

관절의 분류

❶ 절구관절

❷ 타원관절

❸ 안장관절

❹ 경첩관절

❺ 중쇠관절

❻ 평면관절

관절과 인대 *joint & ligament*

어깨 가장 안쪽에 있으며 복장뼈(85쪽)와 빗장뼈(42쪽)를 연결하는 안장관절. 복장뼈의 빗장뼈패임과 빗장뼈의 복장뼈모서리에 있다. 느슨한 관절주머니로 감싸여 있다. 관절안은 관절원반에 의해 둘로 나뉘어 있어 절구관절처럼 큰 운동도 할 수 있다.

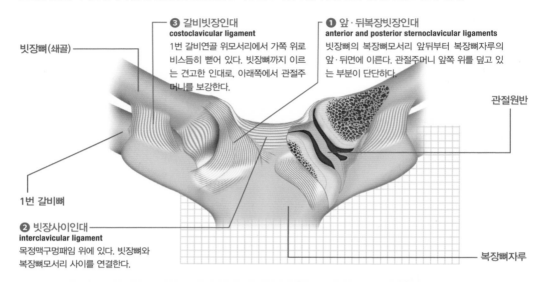

❸ 갈비빗장인대
costoclavicular ligament
1번 갈비연골 위모서리에서 가쪽 위로 비스듬히 뻗어 있다. 빗장뼈까지 이르는 견고한 인대로, 아래쪽에서 관절주머니를 보강한다.

❶ 앞·뒤복장빗장인대
anterior and posterior sternoclavicular ligaments
빗장뼈의 복장뼈모서리 앞뒤부터 복장뼈자루의 앞·뒤면에 이른다. 관절주머니 앞쪽 위를 덮고 있는 부분이 단단하다.

빗장뼈(쇄골)

관절원반

1번 갈비뼈

❷ 빗장사이인대
interclavicular ligament
목정맥구멍패임 위에 있다. 빗장뼈와 복장뼈모서리 사이를 연결한다.

복장뼈자루

빗장뼈와 어깨를 잇는 봉우리빗장관절

어깨뼈(44쪽)의 빗장뼈관절면과 빗장뼈(42쪽)의 어깨뼈봉우리관절면에 형성되는 반움직관절(움직관절과 못움직관절의 중간)이다. 어깨뼈봉우리와 빗장뼈 사이에 위치하며 불완전한 관절원반이 있는 경우가 많다. 빗장뼈관절면은 약간 아래, 어깨뼈봉우리관절면은 약간 위를 향해 있을 때 잘 작동한다.

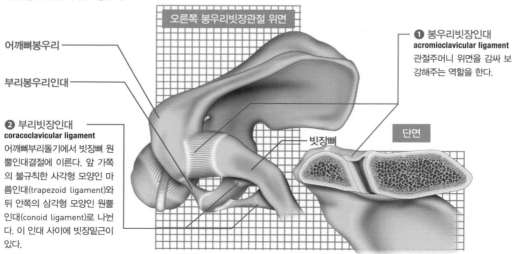

오른쪽 봉우리빗장관절 위면

어깨뼈봉우리

부리봉우리인대

❶ 봉우리빗장인대
acromioclavicular ligament
관절주머니 위면을 감싸 보강해주는 역할을 한다.

❷ 부리빗장인대
coracoclavicular ligament
어깨뼈부리돌기에서 빗장뼈 원뿔인대결절에 이른다. 앞 가쪽의 불규칙한 사각형 모양인 마름인대(trapezoid ligament)와 뒤 안쪽의 삼각형 모양인 원뿔인대(conoid ligament)로 나뉜다. 이 인대 사이에 빗장밑근이 있다.

빗장뼈

단면

어깨관절과 어깨뼈에 있는 인대

어깨관절은 어깨뼈(44쪽)의 관절오목과 위팔뼈머리(46쪽)로 구성되는 절구관절이다. 접시오목(어깨뼈관절오목)은 위팔뼈머리에 비해 작고 얕다. 이를 보강하는 오목테두리(glenoid labrum)가 있지만 충분하지 않다. 운동성이 큰 대신 불안정해서 쉽게 탈구되는 관절이기도 하다.

오른팔 앞면

봉우리빗장인대   부리빗장인대   빗장뼈

❶ 부리봉우리인대
coracoacromial ligament
부리돌기 뒤면에서 어깨뼈봉우리 앞쪽 끝까지 뻗어 있다. 어깨관절을 위쪽에서 보강하고, 어깨관절주머니와 함께 위팔뼈가 지나치게 올라가는 것을 막는다.

❷ 부리위팔인대
coracohumeral ligament
어깨관절 위에 있으며 부리돌기 앞쪽 끝에서 큰결절까지 뻗어 있다.

결절사이고랑

어깨뼈

❸ 오목위팔인대
glenohumeral ligament
어깨뼈의 오목테두리 가쪽에서 위팔뼈 해부목(anatomical neck)까지 뻗어 있다.

❹ 위가로어깨인대
superior scapular transverse ligament
어깨뼈패임 위로 뻗은 인대. 인대 위를 어깨위동맥이, 아래를 어깨위신경이 지나간다.

가쪽 단면

어깨뼈봉우리 ❶   부리돌기

부리봉우리활

가시위근

가시아래근

접시오목

오목테두리

관절주머니

작은원근

가시아래근

위팔두갈래근 긴갈래

어깨밑근(단면)

겨드랑오목

어깨밑근

팔꿈치를 만드는 관절로, 한 관절주머니 속에 존재하는 복합관절이다. 위팔자관절, 위팔노관절, 몸쪽노자관절로 구성된다. 네 개의 인대(자쪽곁인대, 노쪽곁인대, 노뼈머리띠인대, 네모인대)가 관절주머니를 보강해준다.

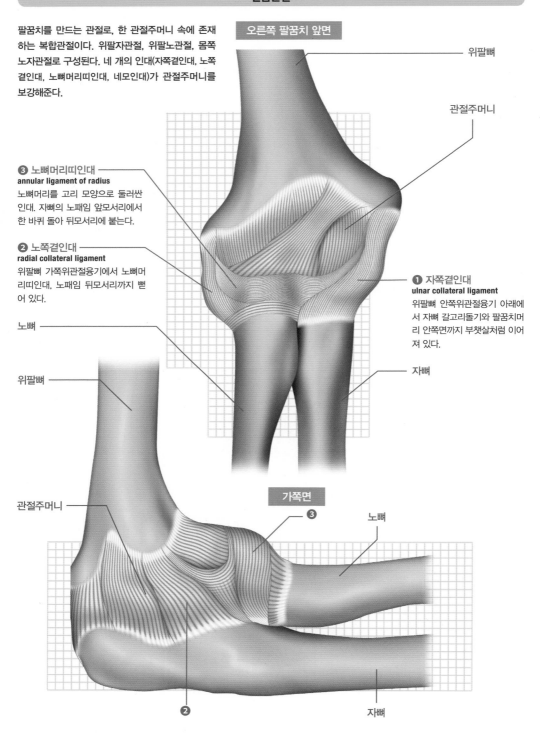

오른쪽 팔꿈치 앞면

위팔뼈

관절주머니

❸ 노뼈머리띠인대
annular ligament of radius
노뼈머리를 고리 모양으로 둘러싼 인대. 자뼈의 노패임 앞모서리에서 한 바퀴 돌아 뒤모서리에 붙는다.

❷ 노쪽곁인대
radial collateral ligament
위팔뼈 가쪽위관절융기에서 노뼈머리띠인대. 노패임 뒤모서리까지 뻗어 있다.

노뼈

위팔뼈

❶ 자쪽곁인대
ulnar collateral ligament
위팔뼈 안쪽위관절융기 아래에서 자뼈 갈고리돌기와 팔꿈치머리 안쪽면까지 부챗살처럼 이어져 있다.

자뼈

가쪽면

관절주머니

❸

노뼈

❷

자뼈

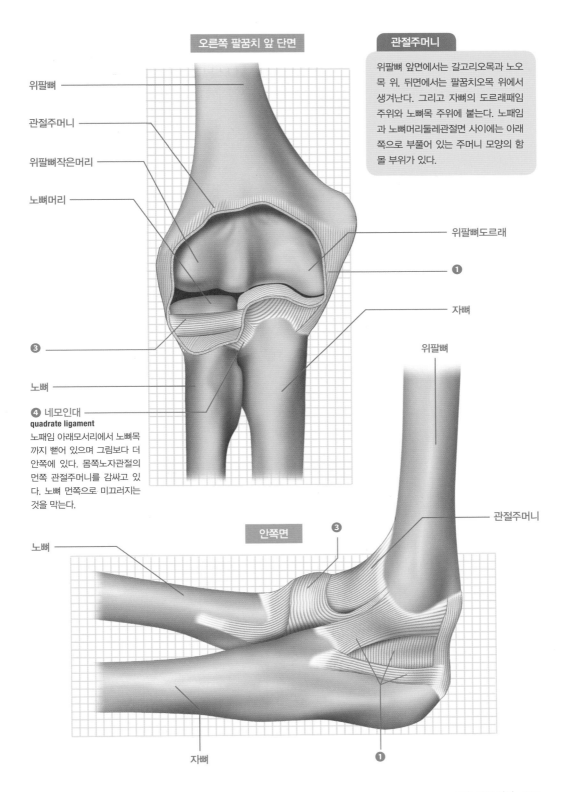

오른쪽 팔꿈치 앞 단면

위팔뼈

관절주머니

위팔뼈작은머리

노뼈머리

❸

노뼈

❹ 네모인대
quadrate ligament
노패임 아래모서리에서 노뼈목
까지 뻗어 있으며 그림보다 더
안쪽에 있다. 몸쪽노자관절의
먼쪽 관절주머니를 감싸고 있
다. 노뼈 면쪽으로 미끄러지는
것을 막는다.

관절주머니

위팔뼈 앞면에서는 갈고리오목과 노오
목 위, 뒤면에서는 팔꿈치오목 위에서
생겨난다. 그리고 자뼈의 도르래패임
주위와 노뼈목 주위에 붙는다. 노패임
과 노뼈머리둘레관절면 사이에는 아래
쪽으로 부풀어 있는 주머니 모양의 함
몰 부위가 있다.

위팔뼈도르래

❶

자뼈

위팔뼈

관절주머니

안쪽면

❸

노뼈

자뼈

❶

손관절

손목관절은 노뼈(50쪽)와 손목뼈(52쪽)의 관절인 노손목관절을 가리키며, 자뼈(48쪽)는 이 관절에 관여하지 않는다. 손목의 움직임은 노손목관절과 손목뼈중간관절(손목뼈 먼쪽 줄과 몸쪽 줄 사이에 있는 관절)이 함께 작용한다.

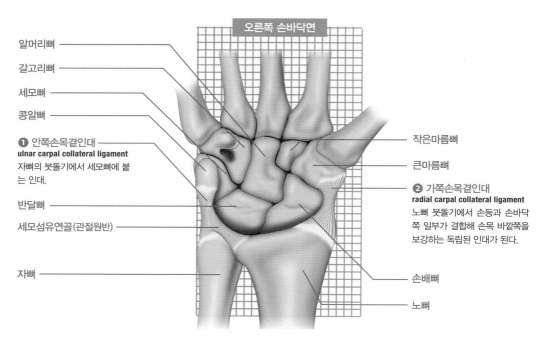

오른쪽 손바닥면

알머리뼈
갈고리뼈
세모뼈
콩알뼈

❶ 안쪽손목곁인대
ulnar carpal collateral ligament
자뼈의 붓돌기에서 세모뼈에 붙는 인대.

반달뼈
세모섬유연골(관절원반)

자뼈

작은마름뼈
큰마름뼈

❷ 가쪽손목곁인대
radial carpal collateral ligament
노뼈 붓돌기에서 손등과 손바닥쪽 일부가 결합해 손목 바깥쪽을 보강하는 독립된 인대가 된다.

손배뼈
노뼈

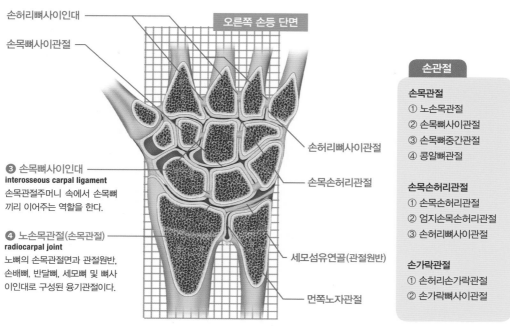

오른쪽 손등 단면

손허리뼈사이인대
손목뼈사이관절

❸ 손목뼈사이인대
interosseous carpal ligament
손목관절주머니 속에서 손목뼈끼리 이어주는 역할을 한다.

❹ 노손목관절(손목관절)
radiocarpal joint
노뼈의 손목관절면과 관절원반, 손배뼈, 반달뼈, 세모뼈 및 뼈사이인대로 구성된 융기관절이다.

손허리뼈사이관절
손목손허리관절

세모섬유연골(관절원반)
먼쪽노자관절

손관절

손목관절
① 노손목관절
② 손목뼈사이관절
③ 손목뼈중간관절
④ 콩알뼈관절

손목손허리관절
① 손목손허리관절
② 엄지손목손허리관절
③ 손허리뼈사이관절

손가락관절
① 손허리손가락관절
② 손가락뼈사이관절

엉덩관절

볼기뼈(60쪽)의 절구와 넙다리뼈(68쪽)의 넙다리뼈머리로 이루어진 절구관절이다. 다축관절이며 구조적으로 안정성이 있어 체중을 지탱하는 데 적합하다.

엉치엉덩관절

엉치뼈(94쪽)와 엉덩뼈(62쪽)의 각 귓바퀴면끼리 닿으면서 생기는 반움직관절. 관절면은 섬유연골로 덮여 있다. 관절주머니는 엉치뼈와 엉덩뼈의 관절결고랑 사이로 뻗어 있으며 관절안은 좁다. 엉치엉덩관절은 세월이 흐르면서 섬유화되어 뼈되기가 일어나기도 한다.

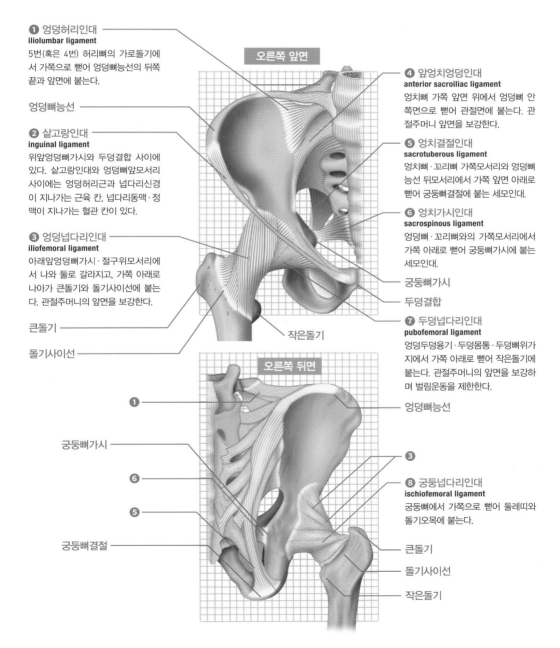

❶ 엉덩허리인대
iliolumbar ligament
5번(혹은 4번) 허리뼈의 가로돌기에서 가쪽으로 뻗어 엉덩뼈능선의 뒤쪽 끝과 앞면에 붙는다.

엉덩뼈능선

❷ 샅고랑인대
inguinal ligament
위앞엉덩뼈가시와 두덩결합 사이에 있다. 샅고랑인대와 엉덩뼈앞모서리 사이에는 엉덩허리근과 넙다리신경이 지나가는 근육 칸과, 넙다리동맥·정맥이 지나가는 혈관 칸이 있다.

❸ 엉덩넙다리인대
iliofemoral ligament
아래앞엉덩뼈가시·절구위모서리에서 나와 둘로 갈라지고, 가쪽 아래로 나아가 큰돌기와 돌기사이선에 붙는다. 관절주머니의 앞면을 보강한다.

큰돌기

돌기사이선

오른쪽 앞면

작은돌기

❹ 앞엉치엉덩인대
anterior sacroiliac ligament
엉치뼈 가쪽 앞면 위에서 엉덩뼈 안쪽면으로 뻗어 관절면에 붙는다. 관절주머니 앞면을 보강한다.

❺ 엉치결절인대
sacrotuberous ligament
엉치뼈·꼬리뼈 가쪽모서리와 엉덩뼈능선 뒤모서리에서 가쪽 앞면 아래로 뻗어 궁둥뼈결절에 붙는 세모인대.

❻ 엉치가시인대
sacrospinous ligament
엉덩뼈·꼬리뼈와의 가쪽모서리에서 가쪽 아래로 뻗어 궁둥뼈가시에 붙는 세모인대.

궁둥뼈가시

두덩결합

❼ 두덩넙다리인대
pubofemoral ligament
엉덩두덩융기·두덩몸통·두덩뼈위가지에서 가쪽 아래로 뻗어 작은돌기에 붙는다. 관절주머니의 앞면을 보강하며 벌림운동을 제한한다.

오른쪽 뒤면

엉덩뼈능선

궁둥뼈가시

❽ 궁둥넙다리인대
ischiofemoral ligament
궁둥뼈에서 가쪽으로 뻗어 둘레띠와 돌기오목에 붙는다.

궁둥뼈결절

큰돌기

돌기사이선

작은돌기

넙다리뼈(68쪽), 무릎뼈(78쪽), 정강뼈(70쪽)로 구성
된 융기관절이다. 무릎관절은 우리 몸에서 가장 큰
윤활관절이다. 관절면은 넙다리뼈 아래(안쪽관절융
기·가쪽관절융기)와 정강뼈(안쪽관절융기·가쪽관절융
기)로 만들어진다.

오른쪽 앞면

넙다리뼈

❶ 뒤십자인대
posterior cruciate ligament
정강뼈 융기사이구역 뒤면에서 앞쪽
으로 올라가 넙다리뼈 융기사이오목
안쪽벽까지 뻗어 있다.

❷ 안쪽반달
medial meniscus
반달 모양으로 앞쪽은 정강뼈 앞모서
리 중앙에, 뒤쪽은 정강뼈 뒤융기사
이에 붙는다.

❸ 안쪽곁인대
medial collateral ligament
평평한 판자 모양으로 넙다리뼈 안쪽
위관절융기에서 정강뼈의 안쪽관절
융기 및 안쪽반달 안쪽모서리까지 뻗
어 있다.

❹ 무릎인대
patellar ligament
넙다리네갈래근이 무릎뼈 아래쪽까
지 이어진 것이다. 무릎뼈 아래모서리
끝에서 정강뼈거친면까지 뻗어 있다.

❺ 앞십자인대
anterior cruciate ligament
정강뼈 앞융기사이구역의 작은 면에서
뒤쪽으로 올라가 넙다리뼈 융기사이오
목의 가쪽벽 뒤면까지 뻗어 있다.

❻ 가쪽곁인대
lateral collateral ligament
넙다리뼈 가쪽위관절융기에서 가쪽반
달의 가쪽모서리·종아리뼈머리의 가쪽
면 및 뾰족한 끝까지 새끼줄 모양으로
뻗어 있다.

❼ 가쪽반달
lateral meniscus
원 모양이며 앞뿔은 융기사이융기 앞에
서 정강뼈에, 뒤뿔은 가쪽관절융기사이
결절에 붙는다.

정강뼈

종아리뼈

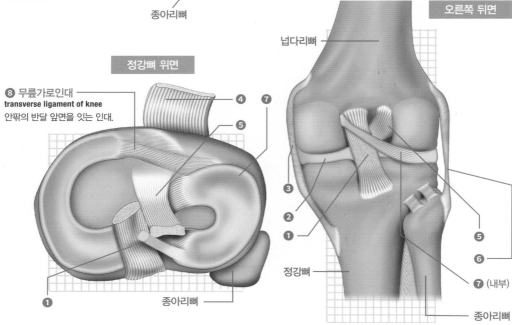

정강뼈 위면

❽ 무릎가로인대
transverse ligament of knee
안팎의 반달 앞면을 잇는 인대.

오른쪽 뒤면

넙다리뼈

종아리뼈

정강뼈

❼ (내부)

종아리뼈

발관절

윤활관절에 속하며 종아리의 정강뼈(70쪽), 종아리뼈(72쪽)와 발의 목말뼈(74쪽)로 구성된다. 주요 운동은 발등 및 발바닥굽힘이다. 종아리와 맞닿아 경첩처럼 움직이는 것이 특징이다.

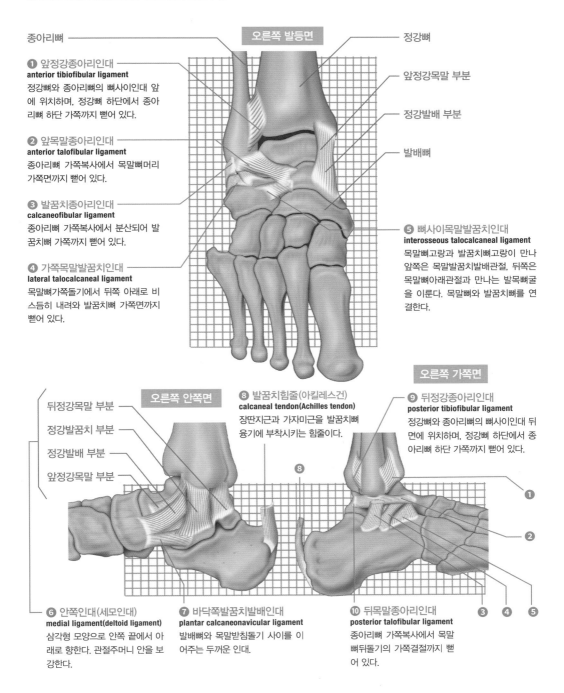

종아리뼈

❶ 앞정강종아리인대
anterior tibiofibular ligament
정강뼈와 종아리뼈의 뼈사이인대 앞에 위치하며, 정강뼈 하단에서 종아리뼈 하단 가쪽까지 뻗어 있다.

❷ 앞목말종아리인대
anterior talofibular ligament
종아리뼈 가쪽복사에서 목말뼈머리 가쪽면까지 뻗어 있다.

❸ 발꿈치종아리인대
calcaneofibular ligament
종아리뼈 가쪽복사에서 분산되어 발꿈치뼈 가쪽까지 뻗어 있다.

❹ 가쪽목말발꿈치인대
lateral talocalcaneal ligament
목말뼈가쪽돌기에서 뒤쪽 아래로 비스듬히 내려와 발꿈치뼈 가쪽면까지 뻗어 있다.

오른쪽 발등면

정강뼈

앞정강목말 부분

정강발배 부분

발배뼈

❺ 뼈사이목말발꿈치인대
interosseous talocalcaneal ligament
목말뼈고랑과 발꿈치뼈고랑이 만나 앞쪽은 목말발꿈치발배관절, 뒤쪽은 목말뼈아래관절과 만나는 발목뼈굴을 이룬다. 목말뼈와 발꿈치뼈를 연결한다.

오른쪽 가쪽면

뒤정강목말 부분
정강발꿈치 부분
정강발배 부분
앞정강목말 부분

오른쪽 안쪽면

❽ 발꿈치힘줄(아킬레스건)
calcaneal tendon(Achilles tendon)
장딴지근과 가자미근을 발꿈치뼈 융기에 부착시키는 힘줄이다.

❾ 뒤정강종아리인대
posterior tibiofibular ligament
정강뼈와 종아리뼈의 뼈사이인대 뒤면에 위치하며, 정강뼈 하단에서 종아리뼈 하단 가쪽까지 뻗어 있다.

❻ 안쪽인대(세모인대)
medial ligament(deltoid ligament)
삼각형 모양으로 안쪽 끝에서 아래로 향한다. 관절주머니 안을 보강한다.

❼ 바닥쪽발꿈치발배인대
plantar calcaneonavicular ligament
발배뼈와 목말받침돌기 사이를 이어주는 두꺼운 인대.

❿ 뒤목말종아리인대
posterior talofibular ligament
종아리뼈 가쪽복사에서 목말뼈뒤돌기의 가쪽결절까지 뻗어 있다.

목에 있는 고리뒤통수관절과 고리중쇠관절

1번 목뼈인 고리뼈(90쪽) 위관절면과 뒤통수뼈(104쪽)의 관절융기에서 생긴 융기 모양의 관절. 공을 밑에서 손바닥으로 받친 형태다.

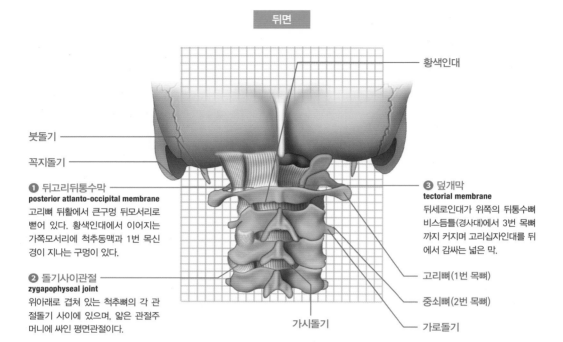

뒤면

황색인대

붓돌기

꼭지돌기

❶ 뒤고리뒤통수막
posterior atlanto-occipital membrane
고리뼈 뒤활에서 큰구멍 뒤모서리로
뻗어 있다. 황색인대에서 이어지는
가쪽모서리에 척추동맥과 1번 목신
경이 지나는 구멍이 있다.

❷ 돌기사이관절
zygapophyseal joint
위아래로 겹쳐 있는 척추뼈의 각 관
절돌기 사이에 있으며, 얇은 관절주
머니에 싸인 평면관절이다.

❸ 덮개막
tectorial membrane
뒤세로인대가 위쪽의 뒤통수뼈
비스듬틀(경사대)에서 3번 목뼈
까지 커지며 고리십자인대를 뒤
에서 감싸는 넓은 막.

고리뼈(1번 목뼈)

중쇠뼈(2번 목뼈)

가시돌기

가로돌기

❹ 날개인대
alar ligament
고리십자인대 앞과 치아돌기
위에서 좌우 큰구멍 가쪽모
서리에 붙는다.

앞면

❶

❺ 가쪽고리중쇠관절
lateral atlantoaxial joint
고리뼈의 아래관절면과 중쇠뼈
의 위관절면으로 이루어져 있으
며 관절주머니는 느슨하다. 좌
우 관절이 공동으로 머리 부분
의 휘돌림운동에 관여한다.

❼ 고리십자인대
cruciform ligament of atlas
덮개막 앞에 있는 십자 모양의 인대.
가로 방향으로 뻗은 인대를 고리가로
인대, 세로 방향으로 뻗은 인대를 세
로다발이라 부른다.

❻ 뒤세로인대
posterior longitudinal ligament
뒤통수뼈 비스듬틀에서 엉치뼈
관까지 뻗어 있다. 척추뼈몸통
의 뒤면(척주관 앞)을 내려가며
아래로 갈수록 폭이 좁아진다.

❽ 척추사이원반(척추사이연골)
intervertebral disc(disk)
척추뼈몸통 사이에 위아래로 겹쳐 있
는 원반 모양의 섬유연골.

가로돌기

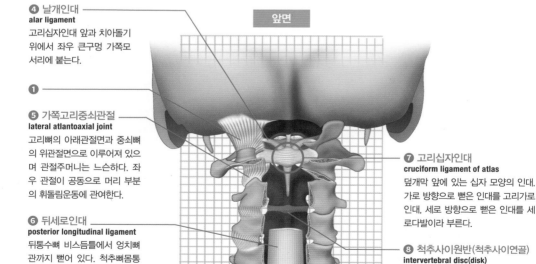

척주는 척추뼈가 이루는 긴 기둥으로, 보통 앞쪽의 척추뼈몸통과 뒤쪽에 있는 한 쌍의 돌기사이관절로 연결된다. 척주의 인대는 위아래로 이어진 척추뼈몸통을 안정시키는 결합조직으로, 개별 척추뼈몸통을 안정시키는 것(❺, ❻, ❼)과 척주 전체를 안정시키는 것(❸, ❹, ❽)으로 나뉜다. 척추뼈몸통 사이에는 척추사이원반이 있다.

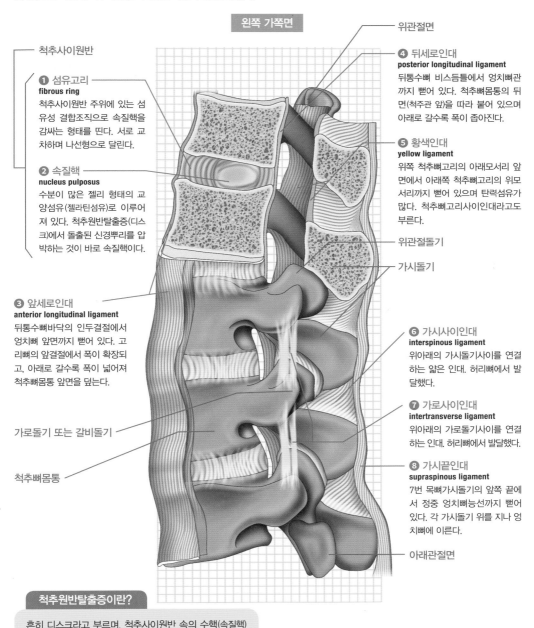

왼쪽 가쪽면

위관절면

척추사이원반

❶ 섬유고리
fibrous ring
척추사이원반 주위에 있는 섬유성 결합조직으로 속질핵을 감싸는 형태를 띤다. 서로 교차하며 나선형으로 달린다.

❷ 속질핵
nucleus pulposus
수분이 많은 젤리 형태의 교양섬유(젤라틴섬유)로 이루어져 있다. 척추원반탈출증(디스크)에서 돌출된 신경뿌리를 압박하는 것이 바로 속질핵이다.

❸ 앞세로인대
anterior longitudinal ligament
뒤통수뼈바닥의 인두결절에서 엉치뼈 앞면까지 뻗어 있다. 고리뼈의 앞결절에서 폭이 확장되고, 아래로 갈수록 폭이 넓어져 척추뼈몸통 앞면을 덮는다.

가로돌기 또는 갈비돌기

척추뼈몸통

❹ 뒤세로인대
posterior longitudinal ligament
뒤통수뼈 비스듬틀에서 엉치뼈관까지 뻗어 있다. 척추뼈몸통의 뒤면(척추관 앞)을 따라 붙어 있으며 아래로 갈수록 폭이 좁아진다.

❺ 황색인대
yellow ligament
위쪽 척추뼈고리의 아래모서리 앞면에서 아래쪽 척추뼈고리의 위모서리까지 뻗어 있으며 탄력섬유가 많다. 척추뼈고리사이인대라고도 부른다.

위관절돌기

가시돌기

❻ 가시사이인대
interspinous ligament
위아래의 가시돌기사이를 연결하는 얇은 인대. 허리뼈에서 발달했다.

❼ 가로사이인대
intertransverse ligament
위아래의 가로돌기사이를 연결하는 인대. 허리뼈에서 발달했다.

❽ 가시끝인대
supraspinous ligament
7번 목뼈가시돌기의 앞쪽 끝에서 정중 엉치뼈능선까지 뻗어 있다. 각 가시돌기 위를 지나 엉치뼈에 이른다.

아래관절면

척추원반탈출증이란?

흔히 디스크라고 부르며, 척추사이원반 속의 수핵(속질핵)이 척주관 쪽으로 밀려 나와 통증을 일으키는 질병이다.

턱관절

귓구멍 앞에서 씹기운동을 할 때 움직이는 부분이다. 아래턱뼈 관절돌기인 아래턱머리와 관자뼈 턱관절오목으로 구성된 융기관절로, 가운데에 관절원반이 있어 관절안을 위아래로 나눈다. 입을 크게 벌렸을 때 턱이 빠지는 상황을 만드는 것이 바로 이 관절이다.

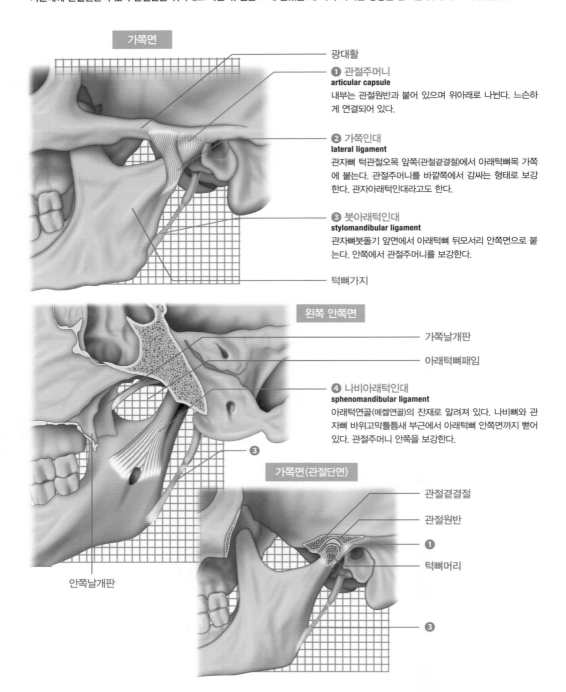

가쪽면

광대활

❶ 관절주머니
articular capsule
내부는 관절원반과 붙어 있으며 위아래로 나뉜다. 느슨하게 연결되어 있다.

❷ 가쪽인대
lateral ligament
관자뼈 턱관절오목 앞쪽(관절결결절)에서 아래턱뼈목 가쪽에 붙는다. 관절주머니를 바깥쪽에서 감싸는 형태로 보강한다. 관자아래턱인대라고도 한다.

❸ 붓아래턱인대
stylomandibular ligament
관자뼈붓돌기 앞에서 아래턱뼈 뒤모서리 안쪽면으로 붙는다. 안쪽에서 관절주머니를 보강한다.

턱뼈가지

왼쪽 안쪽면

가쪽날개판

아래턱뼈패임

❹ 나비아래턱인대
sphenomandibular ligament
아래턱연골(메켈연골)의 잔재로 알려져 있다. 나비뼈와 관자뼈 바위고막틈새 부근에서 아래턱뼈 안쪽면까지 뻗어 있다. 관절주머니 안쪽을 보강한다.

가쪽면(관절단면)

관절결결절

관절원반

❶

턱뼈머리

안쪽날개판

❸

제 2 장

팔 뼈
Upper limb

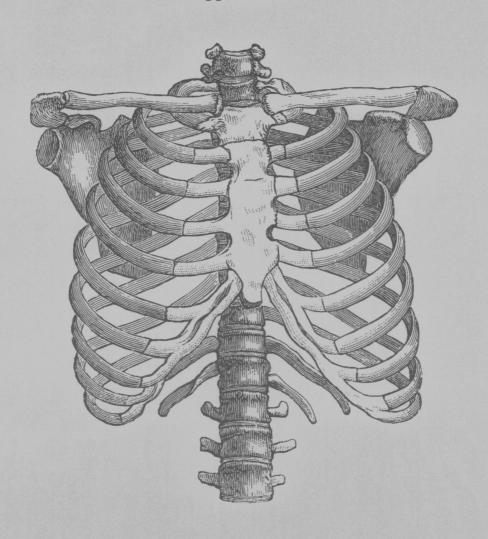

팔의 뼈와 관절

팔의 뼈는 몸통과 팔을 이어주는 팔이음뼈,
어깨관절 아래쪽의 자유팔뼈로 구분된다.
(그림 참조) 뼈의 종류와 개수는 한쪽 팔 기준
8종 32개로 구성되어 있다.

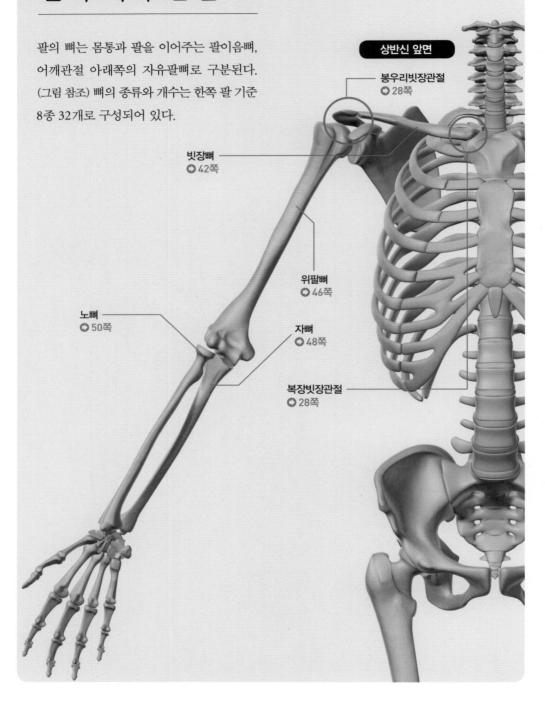

상반신 앞면

봉우리빗장관절
◑ 28쪽

빗장뼈
◑ 42쪽

위팔뼈
◑ 46쪽

노뼈
◑ 50쪽

자뼈
◑ 48쪽

복장빗장관절
◑ 28쪽

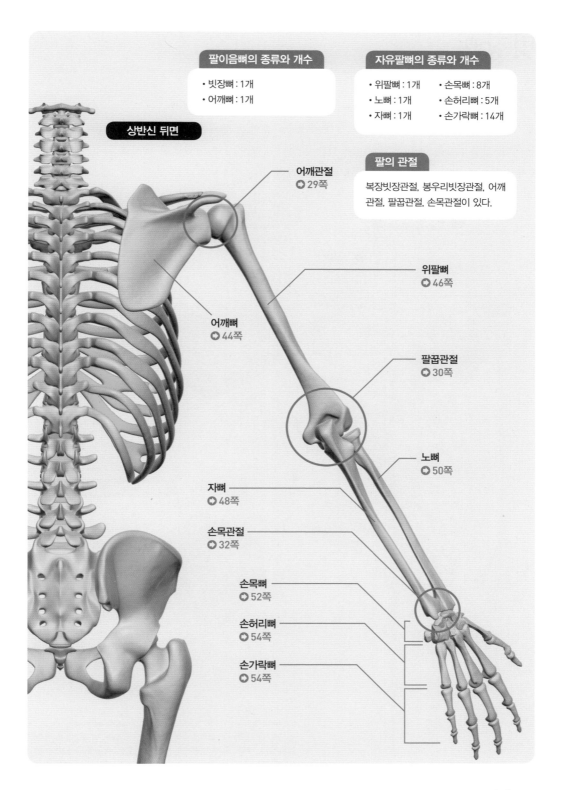

팔이음뼈의 종류와 개수

- 빗장뼈 : 1개
- 어깨뼈 : 1개

자유팔뼈의 종류와 개수

- 위팔뼈 : 1개
- 노뼈 : 1개
- 자뼈 : 1개
- 손목뼈 : 8개
- 손허리뼈 : 5개
- 손가락뼈 : 14개

상반신 뒤면

어깨관절
● 29쪽

위팔뼈
● 46쪽

어깨뼈
● 44쪽

팔의 관절

복장빗장관절, 봉우리빗장관절, 어깨
관절, 팔꿉관절, 손목관절이 있다.

팔꿉관절
● 30쪽

노뼈
● 50쪽

자뼈
● 48쪽

손목관절
● 32쪽

손목뼈
● 52쪽

손허리뼈
● 54쪽

손가락뼈
● 54쪽

빗장뼈 *clavicle*

위치와 특징

위가슴문(84쪽) 앞에서 거의 수평으로 뻗어 있는 긴 봉 모양의 뼈로, 흔히 쇄골이라고 부르는 부분이다. 가쪽 1/3은 두껍고 편평하며 쉽게 골절된다. 안쪽 2/3은 앞으로 활처럼 휘어져 부드러운 S자 곡선을 그린다. 피부 위로도 쉽게 만질 수 있다.

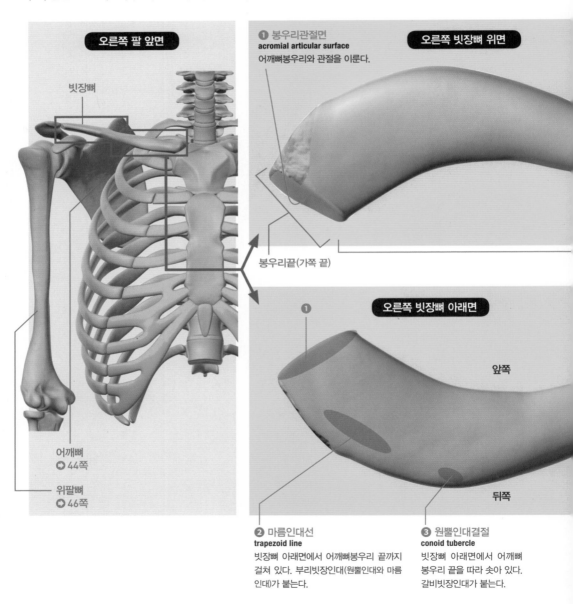

오른쪽 팔 앞면

빗장뼈

어깨뼈
➡ 44쪽

위팔뼈
➡ 46쪽

❶ 봉우리관절면
acromial articular surface
어깨뼈봉우리와 관절을 이룬다.

오른쪽 빗장뼈 위면

봉우리끝(가쪽 끝)

오른쪽 빗장뼈 아래면

❶

앞쪽

뒤쪽

❷ 마름인대선
trapezoid line
빗장뼈 아래면에서 어깨뼈봉우리 끝까지 걸쳐 있다. 부리빗장인대(원뿔인대와 마름인대)가 붙는다.

❸ 원뿔인대결절
conoid tubercle
빗장뼈 아래면에서 어깨뼈 봉우리 끝을 따라 솟아 있다. 갈비빗장인대가 붙는다.

갈비빗장증후군(가슴문증후군)

빗장뼈는 팔이음뼈로 위가슴문(84쪽) 가까이에 있으며, 빗장뼈 구멍에서 혈관(빗장뼈아래동·정맥)이 나온다. 팔신경얼기 또한 목뼈에서 빗장뼈로 향한다. 빗장뼈는 이 혈관과 신경을 앞쪽에서 보호하는 역할을 한다.

　이 혈관과 신경은 빗장뼈와 1번 갈비뼈의 좁은 공간(빗장뼈와 갈비뼈 사이의 틈)을 지나기 때문에 압박되기 쉽다. 이곳이 눌리면 팔 저림, 뻐근함, 묵직함 등의 증상이 나타날 수 있는데 이것을 갈비빗장증후군이라고 한다.

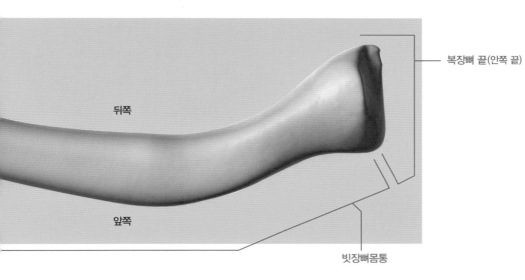

뒤쪽

앞쪽

복장뼈 끝(안쪽 끝)

빗장뼈몸통

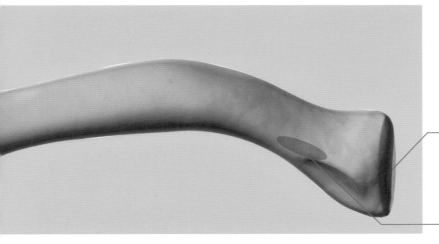

❹ 복장뼈관절면
sternal articular surface
복장뼈자루에 있는 빗장패임과 함께 관절을 이룬다. 이 위면에 목빗근 빗장뼈머리의 몸쪽 부착 부위가 있다.

❺ 부리빗장인대거친면
impression for costoclavicular ligament
빗장뼈 아래면에서 복장뼈 끝까지 걸쳐 있는 거친면.

어깨뼈 *scapula*

위치와 특징

어깨뼈는 조개껍데기 모양의 편평한 역삼각형 뼈다. 가슴우리의 등쪽면과 맞닿아 있으며 2번부터 7번 또는 8번 갈비뼈(86쪽) 높이에 위치한다. 빗장뼈(42쪽)와 함께 봉우리빗장관절(28쪽)을 구성하고, 위팔뼈(46쪽)와는 어깨관절(29쪽)을 구성한다.

오른쪽 어깨뼈 등쪽면

⑪ 위각
superior angle
안쪽모서리와 위모서리가 만나는 안쪽 위각을 말한다. 어깨올림근이 붙는 곳이다.

⑨ 위모서리
superior border
위각에서 가쪽 아래로 기울어진 형태다.

② 가시위오목
supraspinous fossa
어깨뼈가시 위쪽의 작고 오목한 부분. 가시위근의 몸쪽 부착 부위다.

⑧ 안쪽모서리
medial border
척추뼈(척주)로 향하는 모서리. 마름근과 앞톱니근의 먼쪽 부착 부위다.

③ 가시아래오목
infraspinous fossa
어깨뼈가시 아래쪽에 있는 크고 오목한 부분. 가시아래근의 몸쪽 부착 부위다.

① 어깨뼈가시
spine of scapula
위쪽 1/3 부분에 가로로 뻗어 있는 큰 뼈돌기. 가쪽으로 갈수록 돌기가 높아지며 피부 위로 쉽게 만질 수 있다. 여기서부터 위쪽은 가시위오목, 아래쪽은 가시아래오목이 된다. 안쪽모서리는 3번 등뼈가시돌기 높이에 해당한다. 어깨세모근의 몸쪽 부착 부위, 등세모근의 먼쪽 부착 부위다.

⑫ 아래각
inferior angle
어깨뼈에서 가장 아래에 있다. 7번 등뼈가시돌기 높이에 해당한다.

⑰ 부리돌기
coracoid process
접시오목의 위 앞쪽에서 더 앞으로 돌출된 갈고리 모양 돌기. 부리위팔근, 위팔두갈래근 짧은갈래의 몸쪽 부착 부위이자 작은가슴근의 먼쪽 부착 부위다.

④ 어깨뼈봉우리
acromion
어깨뼈가시 가쪽 끝에 있는 편평하고 큰 돌기. 어깨세모근의 몸쪽 부착 부위이며, 등세모근이 붙는 곳이다. 접시오목보다 바깥으로 돌출되어 있으며 어깨관절을 뒤쪽 위에서 덮는 형태를 띤다.

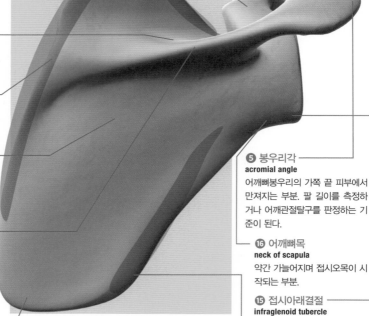

⑤ 봉우리각
acromial angle
어깨뼈봉우리의 가쪽 끝 피부에서 만져지는 부분. 팔 길이를 측정하거나 어깨관절탈구를 판정하는 기준이 된다.

⑯ 어깨뼈목
neck of scapula
약간 가늘어지며 접시오목이 시작되는 부분.

⑮ 접시아래결절
infraglenoid tubercle
접시오목 아래쪽의 솟은 부분. 위팔세갈래근 긴갈래의 몸쪽 부착 부위다.

⑦ 가쪽모서리
lateral border
겨드랑이로 향하는 모서리. 작은원근, 큰원근의 몸쪽 부착 부위다.

어깨뼈의 구분

- 뒤면(등쪽면) ❶～❺
- 앞면(갈비뼈면) ❻
- 가쪽모서리 ❼
- 안쪽모서리 ❽
- 위모서리 ❾～❿
- 위각 ⓫
- 아래각 ⓬
- 가쪽각(특히 두꺼운 가쪽 위의 각) ⓭～⓱

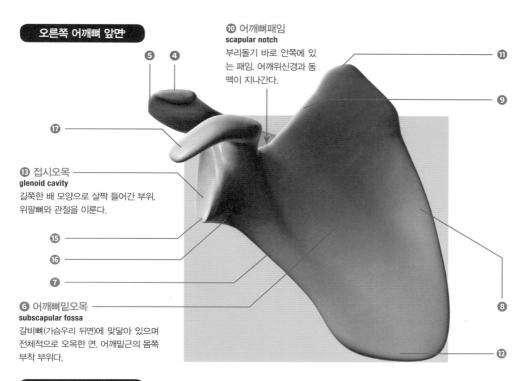

오른쪽 어깨뼈 앞면

⑤ ④

⑰

⑩ 어깨뼈패임
scapular notch
부리돌기 바로 안쪽에 있
는 패임. 어깨위신경과 동
맥이 지나간다.

⑪

⑨

⑬ 접시오목
glenoid cavity
길쭉한 배 모양으로 살짝 들어간 부위.
위팔뼈와 관절을 이룬다.

⑮

⑯

⑦

⑥ 어깨뼈밑오목
subscapular fossa
갈비뼈(가슴우리 뒤면)에 맞닿아 있으며
전체적으로 오목한 면. 어깨밑근의 몸쪽
부착 부위다.

⑧

⑫

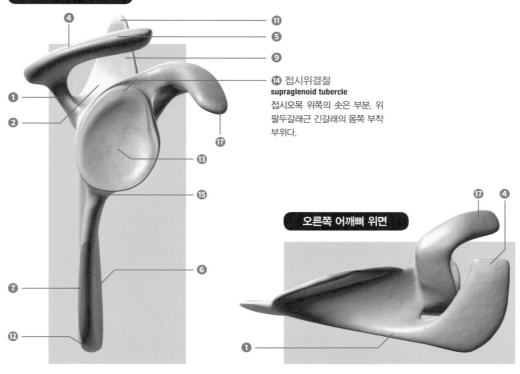

오른쪽 어깨뼈 가쪽면

④

⑪

⑤

⑨

⑭ 접시위결절
supraglenoid tubercle
접시오목 위쪽의 솟은 부분. 위
팔두갈래근 긴갈래의 몸쪽 부착
부위다.

① ②

⑰

⑬

⑮

⑥

⑦

⑫

오른쪽 어깨뼈 위면

⑰ ④

①

위팔뼈 *humerus*

위치와 특징

팔짱을 낄 때 손과 맞닿는 뼈다. 위쪽은 어깨뼈(44쪽)와, 아래쪽은 노뼈(50쪽), 자뼈(48쪽)와 관절을 이룬다. 위팔뼈는 크게 위쪽의 몸쪽 끝(❶~❽), 중앙의 뼈몸통(❾, ❿), 아래쪽의 먼쪽 끝(⓫~⓳)으로 구분된다.

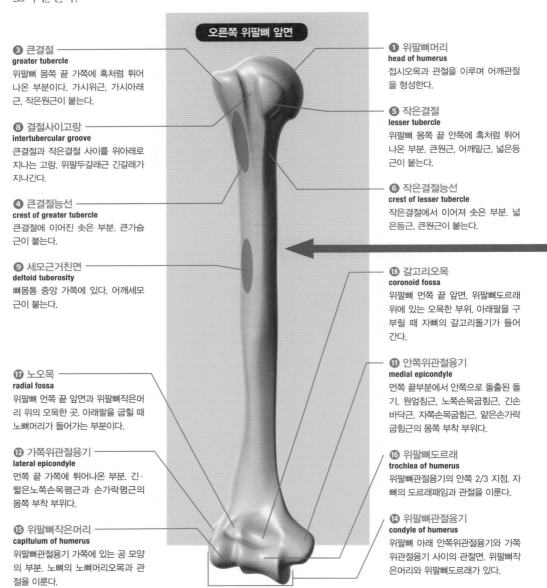

오른쪽 위팔뼈 앞면

❸ 큰결절
greater tubercle
위팔뼈 몸쪽 끝 가쪽에 혹처럼 튀어 나온 부분이다. 가시위근, 가시아래 근, 작은원근이 붙는다.

❽ 결절사이고랑
intertubercular groove
큰결절과 작은결절 사이를 위아래로 지나는 고랑. 위팔두갈래근 긴갈래가 지나간다.

❹ 큰결절능선
crest of greater tubercle
큰결절에 이어진 솟은 부분. 큰가슴 근이 붙는다.

❾ 세모근거친면
deltoid tuberosity
뼈몸통 중앙 가쪽에 있다. 어깨세모 근이 붙는다.

❶ 위팔뼈머리
head of humerus
접시오목과 관절을 이루며 어깨관절 을 형성한다.

❺ 작은결절
lesser tubercle
위팔뼈 몸쪽 끝 안쪽에 혹처럼 튀어 나온 부분. 큰원근, 어깨밑근, 넓은등 근이 붙는다.

❻ 작은결절능선
crest of lesser tubercle
작은결절에서 이어져 솟은 부분. 넓 은등근, 큰원근이 붙는다.

⓲ 갈고리오목
coronoid fossa
위팔뼈 먼쪽 끝 앞면, 위팔뼈도르래 위에 있는 오목한 부위. 아래팔을 구 부릴 때 자뼈의 갈고리돌기가 들어 간다.

⓫ 안쪽위관절융기
medial epicondyle
먼쪽 끝부분에서 안쪽으로 돌출된 돌 기. 원엎침근, 노쪽손목굽힘근, 긴손 바닥근, 자쪽손목굽힘근, 얕은손가락 굽힘근의 몸쪽 부착 부위다.

⓰ 위팔뼈도르래
trochlea of humerus
위팔뼈관절융기의 안쪽 2/3 지점. 자 뼈의 도르래패임과 관절을 이룬다.

⓮ 위팔뼈관절융기
condyle of humerus
위팔뼈 아래 안쪽위관절융기와 가쪽 위관절융기 사이의 관절면. 위팔뼈작 은머리와 위팔뼈도르래가 있다.

⓱ 노오목
radial fossa
위팔뼈 먼쪽 끝 앞면과 위팔뼈작은머 리 위의 오목한 곳. 아래팔을 굽힐 때 노뼈머리가 들어가는 부분이다.

⓬ 가쪽위관절융기
lateral epicondyle
먼쪽 끝 가쪽에 튀어나온 부분. 긴·짧은노쪽손목폄근과 손가락폄근의 몸쪽 부착 부위다.

⓯ 위팔뼈작은머리
capitulum of humerus
위팔뼈관절융기 가쪽에 있는 공 모양 의 부분. 노뼈의 노뼈머리오목과 관 절을 이룬다.

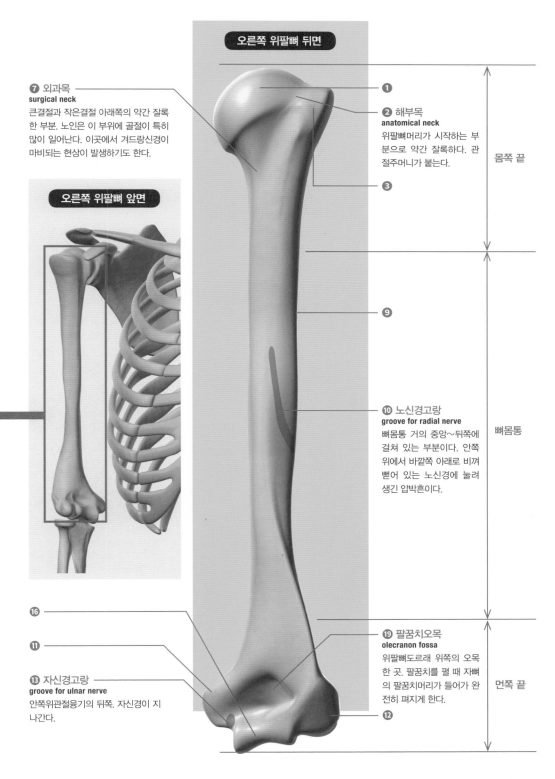

오른쪽 위팔뼈 뒤면

오른쪽 위팔뼈 앞면

❼ 외과목
surgical neck
큰결절과 작은결절 아래쪽의 약간 잘록한 부분. 노인은 이 부위에 골절이 특히 많이 일어난다. 이곳에서 겨드랑신경이 마비되는 현상이 발생하기도 한다.

❶

❷ 해부목
anatomical neck
위팔뼈머리가 시작하는 부분으로 약간 잘록하다. 관절주머니가 붙는다.

❸

몸쪽 끝

❾

❿ 노신경고랑
groove for radial nerve
뼈몸통 거의 중앙~뒤쪽에 걸쳐 있는 부분이다. 안쪽 위에서 바깥쪽 아래로 비껴 뻗어 있는 노신경에 눌려 생긴 압박흔이다.

뼈몸통

⓰

⓫

⓭ 자신경고랑
groove for ulnar nerve
안쪽위관절융기의 뒤쪽. 자신경이 지나간다.

⓳ 팔꿈치오목
olecranon fossa
위팔뼈도르래 위쪽의 오목한 곳. 팔꿈치를 펼 때 자뼈의 팔꿈치머리가 들어가 완전히 펴지게 한다.

면쪽 끝

⓬

자뼈 *ulna*

위치와 특징

아래팔뼈 중 새끼손가락 쪽에 있는 긴뼈로, 엄지손가락 쪽의 노뼈(50쪽)와 평행하다. 몸쪽 끝(❶~❺)이 먼쪽 끝(❽~❿)에 비해 현저하게 두껍다. 자뼈몸통(❻, ❼)은 앞면, 뒤면, 안쪽으로 나뉘며 손목관절과 손가락에 작용하는 근육의 몸쪽 및 먼쪽 부착 부위다.

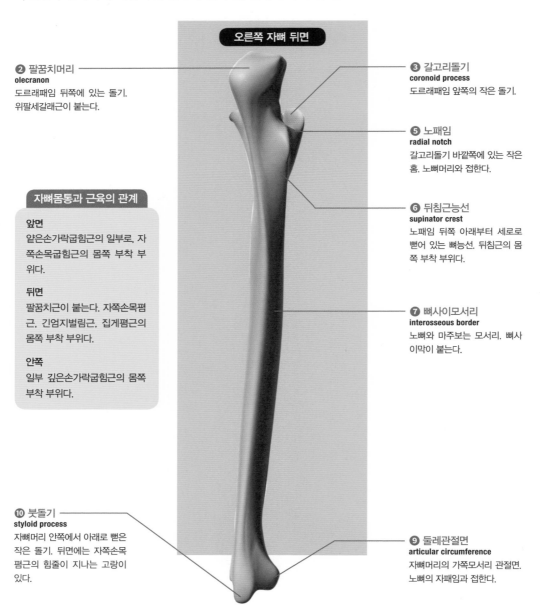

오른쪽 자뼈 뒤면

❷ 팔꿈치머리
olecranon
도르래패임 뒤쪽에 있는 돌기.
위팔세갈래근이 붙는다.

❸ 갈고리돌기
coronoid process
도르래패임 앞쪽의 작은 돌기.

❺ 노패임
radial notch
갈고리돌기 바깥쪽에 있는 작은
홈. 노뼈머리와 접한다.

❻ 뒤침근능선
supinator crest
노패임 뒤쪽 아래부터 세로로
뻗어 있는 뼈능선. 뒤침근의 몸
쪽 부착 부위다.

❼ 뼈사이모서리
interosseous border
노뼈와 마주보는 모서리. 뼈사
이막이 붙는다.

자뼈몸통과 근육의 관계

앞면
얕은손가락굽힘근의 일부로, 자
쪽손목굽힘근의 몸쪽 부착 부
위다.

뒤면
팔꿈치근이 붙는다. 자쪽손목폄
근, 긴엄지벌림근, 집게폄근의
몸쪽 부착 부위다.

안쪽
일부 깊은손가락굽힘근의 몸쪽
부착 부위다.

❿ 붓돌기
styloid process
자뼈머리 안쪽에서 아래로 뻗은
작은 돌기. 뒤면에는 자쪽손목
폄근의 힘줄이 지나는 고랑이
있다.

❾ 둘레관절면
articular circumference
자뼈머리의 가쪽모서리 관절면.
노뼈의 자패임과 접한다.

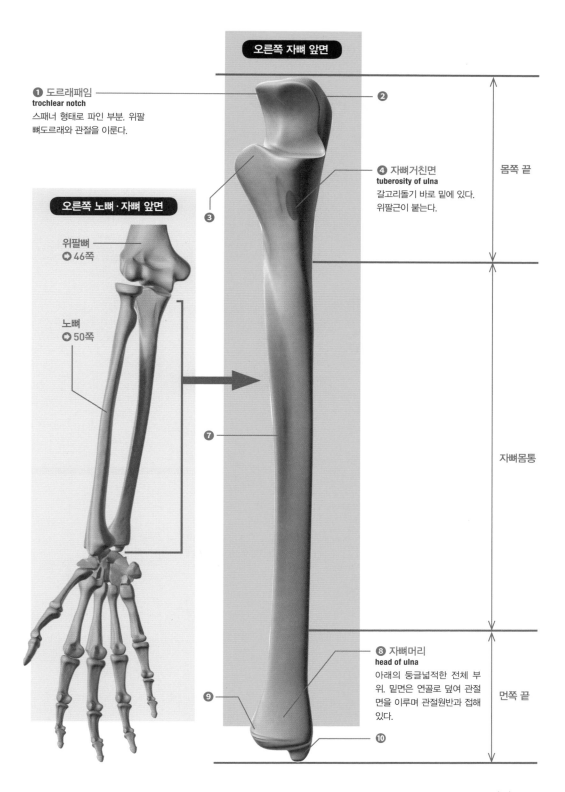

❶ 도르래패임
trochlear notch
스패너 형태로 파인 부분. 위팔
뼈도르래와 관절을 이룬다.

❷

❹ 자뼈거친면
tuberosity of ulna
갈고리돌기 바로 밑에 있다.
위팔근이 붙는다.

❸

몸쪽 끝

위팔뼈
➔ 46쪽

노뼈
➔ 50쪽

❼

자뼈몸통

❽ 자뼈머리
head of ulna
아래의 둥글넓적한 전체 부
위. 밑면은 연골로 덮여 관절
면을 이루며 관절원반과 접해
있다.

❾

❿

먼쪽 끝

노뼈 *radius*

위치와 특징

아래팔뼈의 엄지손가락 쪽에 위치한 긴뼈로, 먼쪽 끝은 부채처럼 두껍다. 몸쪽 끝은 위팔뼈(46쪽), 먼쪽 끝은 손목뼈(52쪽)와 관절을 이루며 엎침·뒤침운동을 할 때 자뼈를 축으로 회전한다. 노뼈몸통은 바깥쪽으로 살짝 휘어져 있다. 단면은 삼각기둥 모양이다.

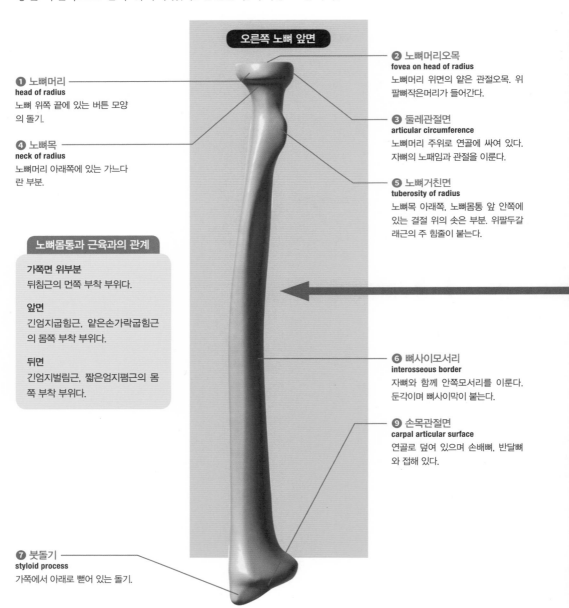

오른쪽 노뼈 앞면

❶ 노뼈머리
head of radius
노뼈 위쪽 끝에 있는 버튼 모양의 돌기.

❹ 노뼈목
neck of radius
노뼈머리 아래쪽에 있는 가느다란 부분.

노뼈몸통과 근육과의 관계

가쪽면 위부분
뒤침근의 먼쪽 부착 부위다.

앞면
긴엄지굽힘근, 얕은손가락굽힘근의 몸쪽 부착 부위다.

뒤면
긴엄지벌림근, 짧은엄지폄근의 몸쪽 부착 부위다.

❷ 노뼈머리오목
fovea on head of radius
노뼈머리 위면의 얕은 관절오목. 위팔뼈작은머리가 들어간다.

❸ 둘레관절면
articular circumference
노뼈머리 주위로 연골에 싸여 있다. 자뼈의 노패임과 관절을 이룬다.

❺ 노뼈거친면
tuberosity of radius
노뼈목 아래쪽, 노뼈몸통 앞 안쪽에 있는 결절 위의 솟은 부분. 위팔두갈래근의 주 힘줄이 붙는다.

❻ 뼈사이모서리
interosseous border
자뼈와 함께 안쪽모서리를 이룬다. 둔각이며 뼈사이막이 붙는다.

❾ 손목관절면
carpal articular surface
연골로 덮여 있으며 손배뼈, 반달뼈와 접해 있다.

❼ 붓돌기
styloid process
가쪽에서 아래로 뻗어 있는 돌기.

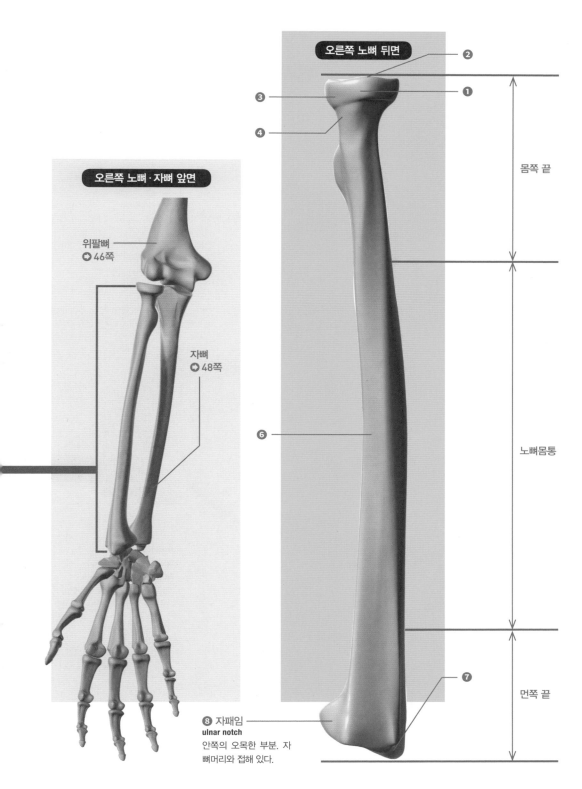

오른쪽 노뼈 뒤면

오른쪽 노뼈 · 자뼈 앞면

위팔뼈
● 46쪽

자뼈
● 48쪽

몸쪽 끝

노뼈몸통

먼쪽 끝

❸ 자패임
ulnar notch
안쪽의 오목한 부분. 자
뼈머리와 접해 있다.

손목뼈 *carpal bones*

위치와 특징

여덟 개의 불규칙한 짧은뼈로 구성되며 손목을 이룬다. 몸쪽 열(❶~❹)과 먼쪽 열(❺~❽)의 두 열이 있으며 한 열에 뼈 네 개가 줄지어 있다.

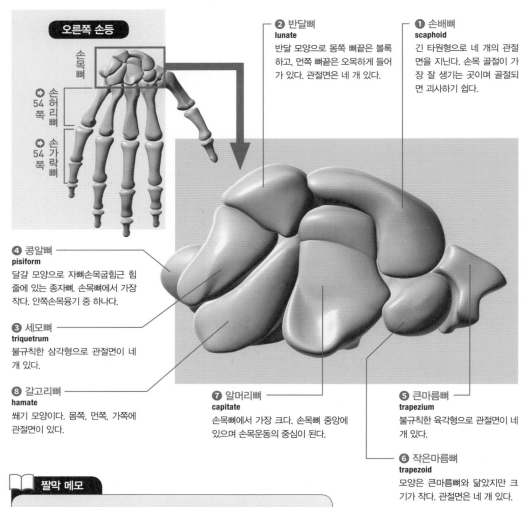

오른쪽 손등

손목뼈

⊕ 54쪽 손허리뼈 triquetrum

⊕ 54쪽 손가락뼈

❷ 반달뼈
lunate
반달 모양으로 몸쪽 뼈끝은 볼록하고, 먼쪽 뼈끝은 오목하게 들어가 있다. 관절면은 네 개 있다.

❶ 손배뼈
scaphoid
긴 타원형으로 네 개의 관절면을 지닌다. 손목 골절이 가장 잘 생기는 곳이며 골절되면 괴사하기 쉽다.

❹ 콩알뼈
pisiform
달걀 모양으로 자뼈손목굽힘근 힘줄에 있는 종자뼈. 손목뼈에서 가장 작다. 안쪽손목융기 중 하나다.

❸ 세모뼈
triquetrum
불규칙한 삼각형으로 관절면이 네 개 있다.

❽ 갈고리뼈
hamate
쐐기 모양이다. 몸쪽, 먼쪽, 가쪽에 관절면이 있다.

❼ 알머리뼈
capitate
손목뼈에서 가장 크다. 손목뼈 중앙에 있으며 손목운동의 중심이 된다.

❺ 큰마름뼈
trapezium
불규칙한 육각형으로 관절면이 네 개 있다.

❻ 작은마름뼈
trapezoid
모양은 큰마름뼈와 닮았지만 크기가 작다. 관절면은 네 개 있다.

📖 짤막 메모

손배뼈 골절

손목뼈 골절 가운데 가장 많은 것이 손배뼈의 골절이다. 손목관절을 뒤로 꺾어 손을 짚을 때(엉덩방아를 찧어 뒤로 넘어질 때 등) 자주 발생하며, 손배뼈 중앙부가 골절되는 일이 많다. 손배뼈는 말초에서 영양혈관이 들어가는 곳이기 때문에 골절되면 혈액의 흐름이 악화되어 치료하기 어려운 경우가 많다.

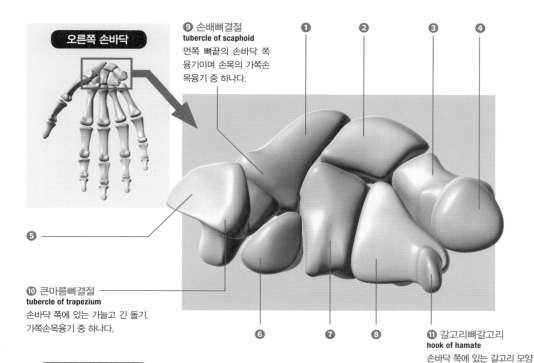

오른쪽 손바닥

❾ 손배뼈결절
tubercle of scaphoid
먼쪽 뼈끝의 손바닥 쪽
융기이며 손목의 가쪽손
목융기 중 하나다.

❶ ❷ ❸ ❹

❺

❿ 큰마름뼈결절
tubercle of trapezium
손바닥 쪽에 있는 가늘고 긴 돌기.
가쪽손목융기 중 하나다.

❻ ❼ ❽

⓫ 갈고리뼈갈고리
hook of hamate
손바닥 쪽에 있는 갈고리 모양
의 돌기. 안쪽손목융기 중 하
나다.

손목고랑과 손목굴

손목뼈는 전체적으로 등쪽이 약간 볼록하고 손바닥 쪽은
오목하게 들어가 있다. 특히 손바닥 쪽은 오목한 부위 양
쪽에 가쪽손목융기(❾, ❿)와 안쪽손목융기(❹, ⓫)라는 돌
기가 있어 움푹 들어가 있다. 이 부위를 손목고랑(carpal
groove)이라고 한다.
또 가쪽손목융기와 안쪽손목융기 사이에는 굽힘근지지띠
가 붙어 있어 터널과 같은 공간을 형성한다. 이곳을 손목
굴(carpal tunnel)이라고 하며 정중신경, 얕은손가락굽힘
근 힘줄, 깊은손가락굽힘근 힘줄, 긴엄지굽힘근 힘줄, 노
쪽손목굽힘근 힘줄이 통과한다.

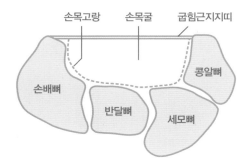

손목뼈 몸쪽

손목고랑   손목굴   굽힘근지지띠

손배뼈   반달뼈   세모뼈   콩알뼈

손목뼈 먼쪽

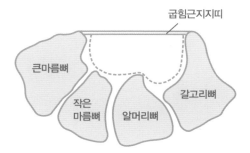

굽힘근지지띠

큰마름뼈
작은
마름뼈   알머리뼈   갈고리뼈

📖 **짤막 메모**

손목굴증후군(carpal tunnel syndrome)
얕은손가락굽힘근 힘줄과 깊은손가락굽힘근 힘줄의 힘줄
집에 염증이 생기면 같은 손목굴을 통과하는 정중신경이
압박을 받는다. 이때 정중신경의 지배영역에 운동 마비나
감각 마비가 발생하는데 이것이 흔히 손목터널증후군으로
불리는 손목굴증후군이다. 정중신경염 또는 수근굴증후군
이라고도 한다.

손허리뼈와 손가락뼈 *metacarpal bones and phalanges (of hand)*

위치와 특징

손허리뼈는 첫째~다섯째손허리뼈(❶~❺)로 이루어져 있다. 몸쪽(손목 쪽) 끝부터 바닥, 몸통, 머리의 세 부분으로 구분한다. 바닥은 손목뼈(52쪽) 먼쪽 열과 접해 있고, 머리는 손가락뼈의 첫마디뼈와 관절을 이룬다. 손가락뼈는 첫째(엄지)~다섯째(새끼)손가락(❻~❿)에 있는 편평한 긴뼈로 총 14개가 있다. 몸쪽부터 첫마디뼈(⓫), 중간마디뼈(⓬), 끝마디뼈(⓭) 순으로 배열되며 각각 머리, 몸통, 바닥으로 구분한다.

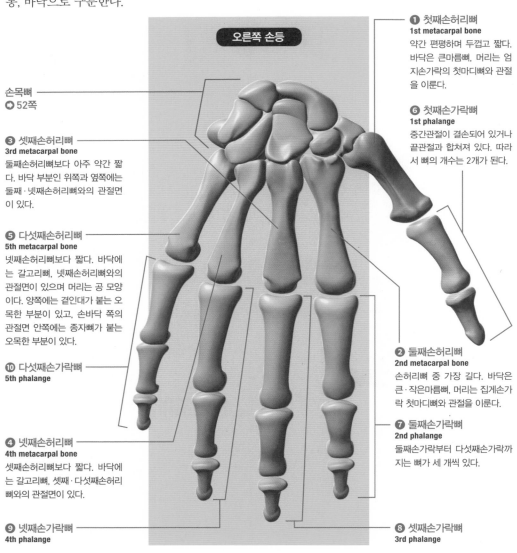

오른쪽 손등

손목뼈
○ 52쪽

❸ 셋째손허리뼈
3rd metacarpal bone
둘째손허리뼈보다 아주 약간 짧다. 바닥 부분인 위쪽과 옆쪽에는 둘째·넷째손허리뼈와의 관절면이 있다.

❺ 다섯째손허리뼈
5th metacarpal bone
넷째손허리뼈보다 짧다. 바닥에는 갈고리뼈, 넷째손허리뼈와의 관절면이 있으며 머리는 공 모양이다. 양쪽에는 곁인대가 붙는 오목한 부분이 있고, 손바닥 쪽의 관절면 안쪽에는 종자뼈가 붙는 오목한 부분이 있다.

❿ 다섯째손가락뼈
5th phalange

❹ 넷째손허리뼈
4th metacarpal bone
셋째손허리뼈보다 짧다. 바닥에는 갈고리뼈, 셋째·다섯째손허리뼈와의 관절면이 있다.

❾ 넷째손가락뼈
4th phalange

❶ 첫째손허리뼈
1st metacarpal bone
약간 편평하며 두껍고 짧다. 바닥은 큰마름뼈, 머리는 엄지손가락의 첫마디뼈와 관절을 이룬다.

❻ 첫째손가락뼈
1st phalange
중간관절이 결손되어 있거나 끝관절과 합쳐져 있다. 따라서 뼈의 개수는 2개가 된다.

❷ 둘째손허리뼈
2nd metacarpal bone
손허리뼈 중 가장 길다. 바닥은 큰·작은마름뼈, 머리는 집게손가락 첫마디뼈와 관절을 이룬다.

❼ 둘째손가락뼈
2nd phalange
둘째손가락부터 다섯째손가락까지는 뼈가 세 개씩 있다.

❽ 셋째손가락뼈
3rd phalange

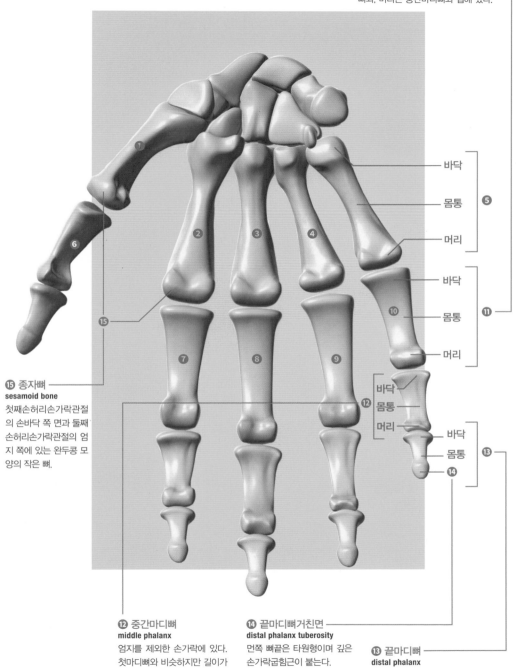

오른쪽 손바닥

⓫ **첫마디뼈**
proximal phalanx
손가락뼈 중 가장 길다. 바닥은 손허리뼈와, 머리는 중간마디뼈와 접해 있다.

바닥
몸통 ❺
머리

바닥
몸통 ⓫
머리

바닥
몸통 ⓬
머리

바닥
몸통 ⓭

⓯ **종자뼈**
sesamoid bone
첫째손허리손가락관절의 손바닥 쪽 면과 둘째손허리손가락관절의 엄지 쪽에 있는 완두콩 모양의 작은 뼈.

⓬ **중간마디뼈**
middle phalanx
엄지를 제외한 손가락에 있다. 첫마디뼈와 비슷하지만 길이가 더 짧다.

⓮ **끝마디뼈거친면**
distal phalanx tuberosity
먼쪽 뼈끝은 타원형이며 깊은 손가락굽힘근이 붙는다.

⓭ **끝마디뼈**
distal phalanx
모든 손가락에 있다.

손 모양으로 사람과 동물을 구분할 수 있다

사람과 원숭이의 손가락

사람의 손가락은 뭔가를 잡고 움직이는 동작이나 집기 동작과 같은 세밀한 동작이 가능하다. 이때 손가락 중에서도 엄지의 기능이 특히 중요하다고 알려져 있다. 예컨대 엄지와 새끼를 붙이는 움직임을 맞섬 동작이라고 하는데, 이것은 사람만 가능하고 원숭이는 하지 못하는 운동으로 유명하다. 원숭이의 엄지는 다른 네 손가락과 같은 방향을 향하고 있어 서로 맞붙일 수 없기 때문이다. 반면 사람의 엄지손가락인 첫째손허리뼈(54쪽)는 손바닥의 긴 축을 기준으로 약 45도 기울어져 있어 다른 네 손가락과 다른 방향을 향하기 때문에 마주할 수 있다.

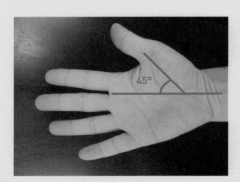

사람의 엄지는 다른 네 손가락 방향과 비교해 약 45도 기울어져 있다.

코알라의 손가락

또 한 가지 흥미로운 것은 코알라의 손가락인데, 엄지와 집게손가락이 거의 같은 방향을 향하고 있다. 보통 사람은 엄지와 나머지 네 손가락으로 나무를 잡는다. 그러나 코알라는 앞서 말한 손가락 특성에 따라 두 손가락(엄지와 집게)과 나머지 세 손가락을 이용해 나무 잡기 동작을 한다.

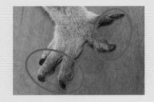

엄지·집게손가락과 가운데·반지·새끼 손가락이 각각 짝을 이뤄 나무를 꽉 붙잡는다.

코알라는 나무 위에서 하루 중 18시간 정도 잠을 자기 때문에 이러한 형태로 진화한 것으로 보인다. 네발로 걷는 동물은 보통 '손'이라기보다 '앞다리'라고 표현하는데, 코알라만큼은 '손'이라고 표현해도 될 만큼 나무타기에 안성맞춤인 구조를 지니고 있다.

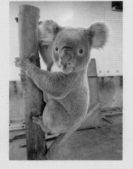

나무를 잡아 타고 위로 올라가 그 상태에서 오랜 시간 잠을 잘 수 있다.

사진 제공 : 사이타마 어린이 동물 자연 공원

제 3 장

다리뼈
Lower limb

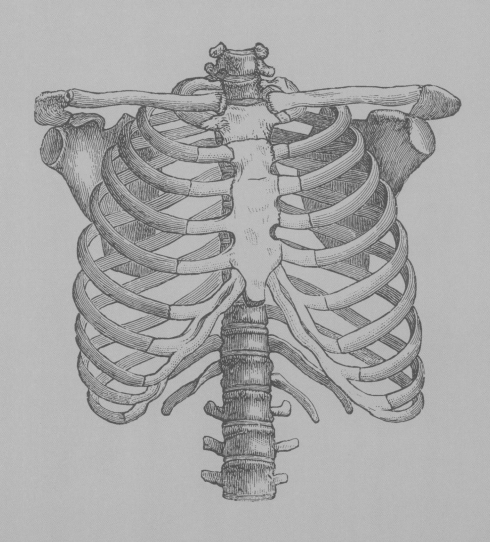

다리의 뼈와 관절

다리뼈는 몸통과 다리를 잇는 다리이음뼈, 그 먼쪽에 이어진 자유다리뼈로 구분할 수 있다.(그림 참조) 뼈의 종류와 개수는 한쪽 기준 총 8종 31개로 구성되어 있다.

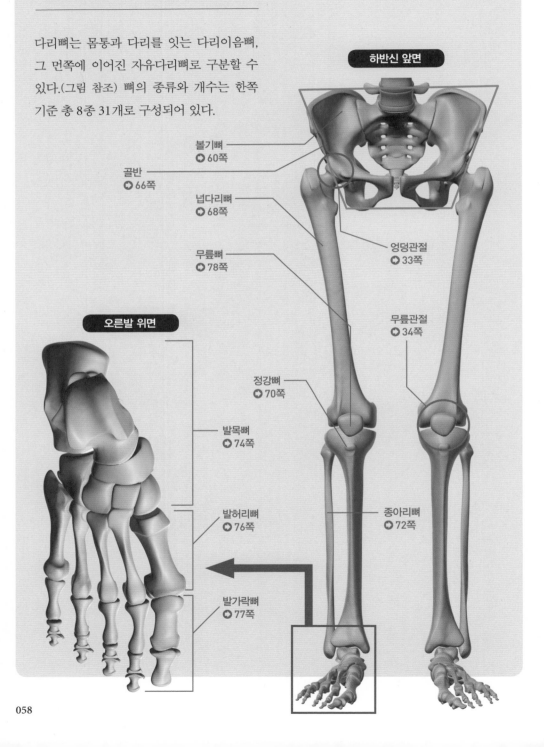

하반신 앞면

볼기뼈
● 60쪽

골반
● 66쪽

넙다리뼈
● 68쪽

무릎뼈
● 78쪽

엉덩관절
● 33쪽

무릎관절
● 34쪽

오른발 위면

정강뼈
● 70쪽

발목뼈
● 74쪽

발허리뼈
● 76쪽

발가락뼈
● 77쪽

종아리뼈
● 72쪽

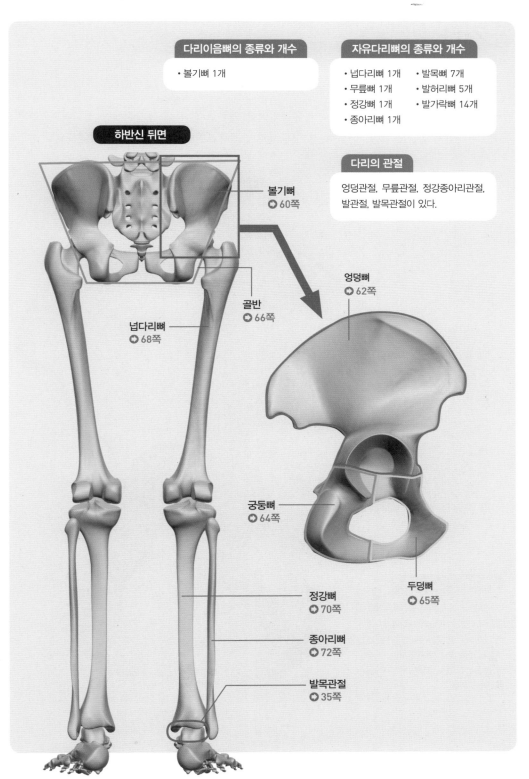

다리이음뼈의 종류와 개수

• 볼기뼈 1개

자유다리뼈의 종류와 개수

• 넙다리뼈 1개   • 발목뼈 7개
• 무릎뼈 1개   • 발허리뼈 5개
• 정강뼈 1개   • 발가락뼈 14개
• 종아리뼈 1개

하반신 뒤면

다리의 관절

엉덩관절, 무릎관절, 정강종아리관절,
발관절, 발목관절이 있다.

볼기뼈
○ 60쪽

골반
○ 66쪽

넙다리뼈
○ 68쪽

엉덩뼈
○ 62쪽

궁둥뼈
○ 64쪽

정강뼈
○ 70쪽

두덩뼈
○ 65쪽

종아리뼈
○ 72쪽

발목관절
○ 35쪽

볼기뼈 *hip bone*

위치와 특징

엉덩이 부분에 해당하는 뼈로 몸통과 자유다리뼈를 연결한다. 좌우 볼기뼈에는 엉치뼈와 꼬리뼈 (94쪽)가 합쳐져 골반(66쪽)을 이루며, 볼기뼈 아래의 자유다리뼈가 다리 부분에 해당한다.

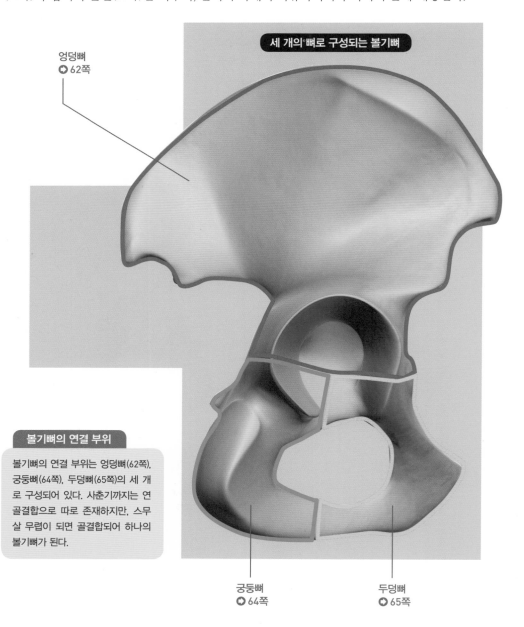

세 개의*뼈로 구성되는 볼기뼈

엉덩뼈
➋ 62쪽

궁둥뼈
➋ 64쪽

두덩뼈
➋ 65쪽

볼기뼈의 연결 부위

볼기뼈의 연결 부위는 엉덩뼈(62쪽), 궁둥뼈(64쪽), 두덩뼈(65쪽)의 세 개로 구성되어 있다. 사춘기까지는 연골결합으로 따로 존재하지만, 스무살 무렵이 되면 골결합되어 하나의 볼기뼈가 된다.

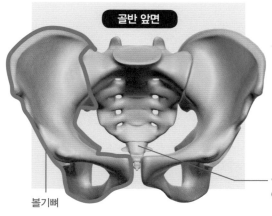

골반 앞면

볼기뼈

엉치뼈와 꼬리뼈
● 94쪽

● 94쪽

절구

절구(acetabulum)는 엉덩관절의 이음쇠 부분에 해당한다. 엉덩뼈, 궁둥뼈, 두덩뼈가 결합된 중앙의 약간 아래쪽에서 엉덩관절의 관절오목을 이루는 오목한 부위다. 상반신의 무게는 엉치엉덩관절에서 엉덩뼈몸통을 거쳐 절구에 실린다.

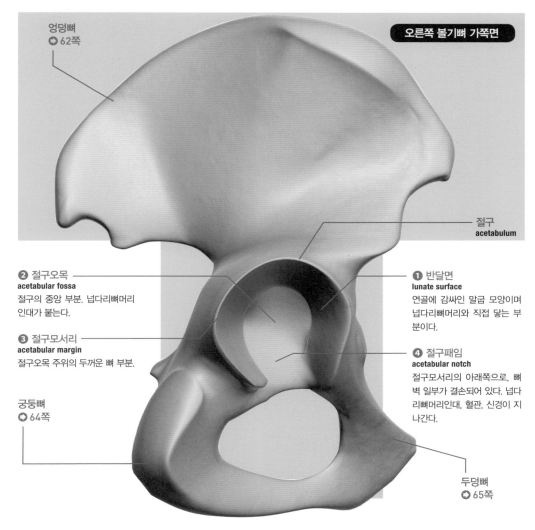

오른쪽 볼기뼈 가쪽면

엉덩뼈
● 62쪽

절구
acetabulum

❷ 절구오목
acetabular fossa
절구의 중앙 부분. 넙다리뼈머리
인대가 붙는다.

❸ 절구모서리
acetabular margin
절구오목 주위의 두꺼운 뼈 부분.

궁둥뼈
● 64쪽

❶ 반달면
lunate surface
연골에 감싸인 말굽 모양이며 넙다리뼈머리와 직접 닿는 부분이다.

❹ 절구패임
acetabular notch
절구모서리의 아래쪽으로, 뼈
벽 일부가 결손되어 있다. 넙다
리뼈머리인대, 혈관, 신경이 지
나간다.

두덩뼈
● 65쪽

엉덩뼈 *ilium*

위치와 특징

볼기뼈(60쪽) 위쪽을 구성하고 있는 날개 모양의 뼈다. 궁둥뼈(64쪽)와 두덩뼈(65쪽) 위에서 크게 확장해 엉치뼈(94쪽)를 사이에 두고 있다. 엉덩뼈는 팔뼈 기준으로 어깨뼈(44쪽)에 해당한다.

오른쪽 볼기뼈 안쪽면

⑪ 위앞엉덩뼈가시
anterior superior iliac spine(ASIS)
넙다리빗근, 넙다리근막긴장근의 몸쪽 부착 부위로, 엉덩뼈능선 앞 부분 위에 있는 큰 돌기다. 몸 중앙 앞면에서 양 가쪽을 만지면 느낄 수 있다.

⑮ 엉덩뼈오목
iliac fossa
엉덩뼈 안 앞쪽에 살짝 들어간 부분.

⑱ 엉덩뼈거친면
iliac tuberosity
뼈사이엉치뼈인대의 부착 부위로, 귓바퀴면 뒤쪽 위에 있는 거친면이다.

⑬ 위뒤엉덩뼈가시
posterior superior iliac spine(PSIS)
엉덩뼈능선의 뒤모서리로, 두 개의 돌기 중 위쪽에 있는 것.

⑫ 아래앞엉덩뼈가시
anterior inferior iliac spine(AIIS)
넙다리곧은근의 몸쪽 부착 부위로, 위앞엉덩뼈가시 아래쪽에 있는 작은 돌기다.

⑰ 귓바퀴면
auricular surface
엉덩뼈오목의 뒤쪽 아래에 있는 귓바퀴면이다. 엉치뼈의 귓바퀴면과 접합한다.

⑯ 활꼴선
arcuate line
엉덩뼈오목 아래모서리에 있는 몸과 날개의 경계로, 뒤쪽 위에서 앞쪽 아래를 향해 내려오는 융기다.

⑭ 아래뒤엉덩뼈가시
posterior inferior iliac spine(PIIS)
엉덩뼈능선의 뒤모서리로, 두 개의 돌기 중 아래쪽 돌기다.

궁둥뼈
➡ 64쪽

두덩뼈
➡ 65쪽

② 엉덩뼈날개
ala of ilium
엉덩뼈몸통 뒤로 이어지는 부분. 안팎 두 개의 면과 위아래·앞뒤로 네 개의 모서리가 있다.

③ 앞볼기근선
anterior gluteal line
아래볼기근선과 뒤볼기근선 중간에 있으며, 앞에서 뒤로 뻗어 있다. 중간볼기근과 작은볼기근의 몸쪽 부착 부위다.

③ 엉덩뼈능선
iliac crest
엉덩뼈 위모서리에서 S자 모양으로 굽어 있다. 세 개의 융기선이 있다.

④ 가쪽선
external lip
엉덩뼈능선의 가쪽모서리에서 배바깥빗근이 붙는다.

⑤ 중간선
intermediate line
엉덩뼈능선 중간의 높은 곳에 배속빗근이 붙는다.

⑥ 안쪽선
internal lip
엉덩뼈능선의 안쪽모서리에서 허리네모근과 배가로근이 붙는다.

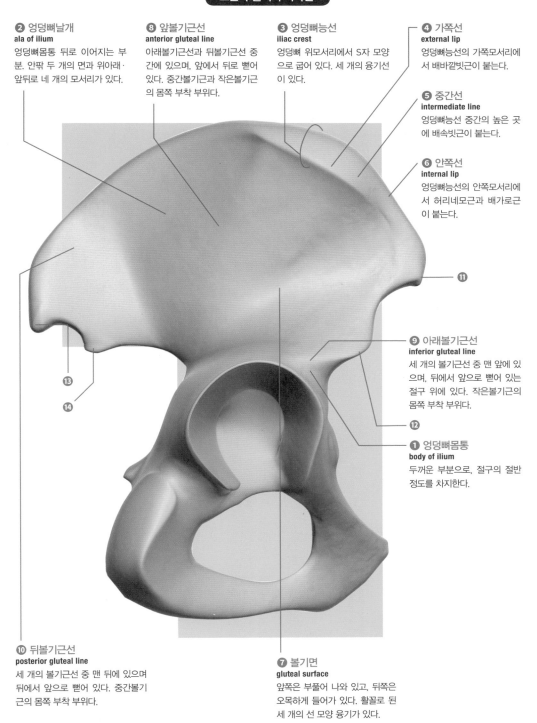

⑨ 아래볼기근선
inferior gluteal line
세 개의 볼기근선 중 맨 앞에 있으며, 뒤에서 앞으로 뻗어 있는 절구 위에 있다. 작은볼기근의 몸쪽 부착 부위다.

① 엉덩뼈몸통
body of ilium
두꺼운 부분으로, 절구의 절반 정도를 차지한다.

⑩ 뒤볼기근선
posterior gluteal line
세 개의 볼기근선 중 맨 뒤에 있으며 뒤에서 앞으로 뻗어 있다. 중간볼기근의 몸쪽 부착 부위다.

⑦ 볼기면
gluteal surface
앞쪽은 부풀어 나와 있고, 뒤쪽은 오목하게 들어가 있다. 활꼴로 된 세 개의 선 모양 융기가 있다.

궁둥뼈 *ischium*

위치와 특징

볼기뼈(60쪽)의 뒤쪽 아래에 있다. 폐쇄구멍(❾)을 뒤쪽 아래에서 감싸는 뼈로, 궁둥뼈몸통(❶)과 궁둥뼈가지(❷)로 나뉜다. 사람이 앉았을 때 인체를 지탱하는 뼈이며, 특히 궁둥뼈결절(❼)에 체중이 실린다.

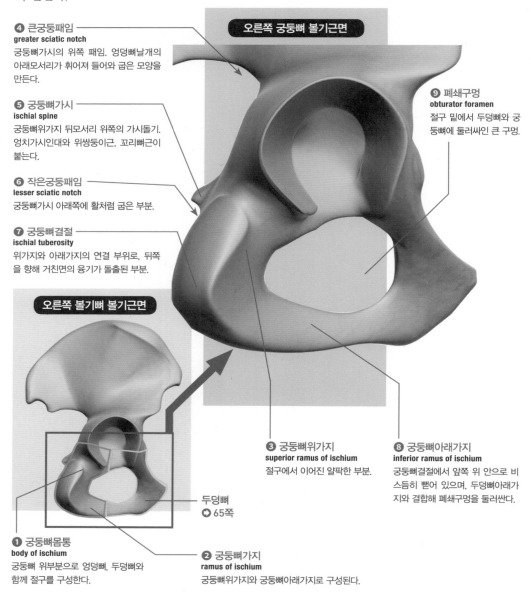

❹ 큰궁둥패임
greater sciatic notch
궁둥뼈가시의 위쪽 패임. 엉덩뼈날개의 아래모서리가 휘어져 들어와 굽은 모양을 만든다.

❺ 궁둥뼈가시
ischial spine
궁둥뼈위가지 뒤모서리 위쪽의 가시돌기. 엉치가시인대와 위쌍둥이근, 꼬리뼈근이 붙는다.

❻ 작은궁둥패임
lesser sciatic notch
궁둥뼈가시 아래쪽에 활처럼 굽은 부분.

❼ 궁둥뼈결절
ischial tuberosity
위가지와 아래가지의 연결 부위로, 뒤쪽을 향해 거친면의 융기가 돌출된 부분.

오른쪽 궁둥뼈 볼기근면

❾ 폐쇄구멍
obturator foramen
절구 밑에서 두덩뼈와 궁둥뼈에 둘러싸인 큰 구멍.

오른쪽 볼기뼈 볼기근면

두덩뼈
➡ 65쪽

❸ 궁둥뼈위가지
superior ramus of ischium
절구에서 이어진 얄팍한 부분.

❽ 궁둥뼈아래가지
inferior ramus of ischium
궁둥뼈결절에서 앞쪽 위 안으로 비스듬히 뻗어 있으며, 두덩뼈아래가지와 결합해 폐쇄구멍을 둘러싼다.

❶ 궁둥뼈몸통
body of ischium
궁둥뼈 위부분으로 엉덩뼈, 두덩뼈와 함께 절구를 구성한다.

❷ 궁둥뼈가지
ramus of ischium
궁둥뼈위가지와 궁둥뼈아래가지로 구성된다.

두덩뼈 *pubis*

위치와 특징

음부의 앞쪽 중앙에 있는 뼈로 피부 위에서 쉽게 만져진다. 볼기뼈(60쪽)의 앞쪽 아래에 있으며, 폐쇄구멍(**7**)을 앞쪽 위에서 둘러싸고 있다. 두덩뼈몸통(**1**)과 두덩뼈가지(**2**)로 구분된다.

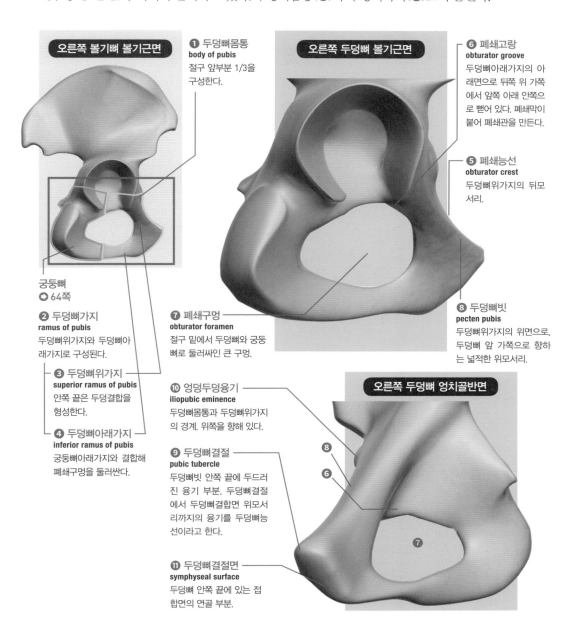

오른쪽 볼기뼈 볼기근면

1 두덩뼈몸통
body of pubis
절구 앞부분 1/3을
구성한다.

궁둥뼈
➡ 64쪽

2 두덩뼈가지
ramus of pubis
두덩뼈위가지와 두덩뼈아
래가지로 구성된다.

3 두덩뼈위가지
superior ramus of pubis
안쪽 끝은 두덩결합을
형성한다.

4 두덩뼈아래가지
inferior ramus of pubis
궁둥뼈아래가지와 결합해
폐쇄구멍을 둘러싼다.

오른쪽 두덩뼈 볼기근면

7 폐쇄구멍
obturator foramen
절구 밑에서 두덩뼈와 궁둥
뼈로 둘러싸인 큰 구멍.

6 폐쇄고랑
obturator groove
두덩뼈아래가지의 아
래면으로 뒤쪽 위 가쪽
에서 앞쪽 아래 안쪽으
로 뻗어 있다. 폐쇄막이
붙어 폐쇄관을 만든다.

5 폐쇄능선
obturator crest
두덩뼈위가지의 뒤모
서리.

8 두덩뼈빗
pecten pubis
두덩뼈위가지의 위면으로,
두덩뼈 앞 가쪽으로 향하
는 넓적한 위모서리.

10 엉덩두덩융기
iliopubic eminence
두덩뼈몸통과 두덩뼈가지
의 경계. 위쪽을 향해 있다.

9 두덩뼈결절
pubic tubercle
두덩뼈빗 안쪽 끝에 두드러
진 융기 부분. 두덩뼈결절
에서 두덩뼈결합면 위모서
리까지의 융기를 두덩뼈능
선이라고 한다.

11 두덩뼈결절면
symphyseal surface
두덩뼈 안쪽 끝에 있는 접
합면의 연골 부분.

오른쪽 두덩뼈 엉치골반면

골반 *pelvis*

위치와 특징

골반은 좌우 볼기뼈(60쪽)와 뒤쪽 중앙의 엉치뼈, 엉치뼈 아래에 있는 꼬리뼈(94쪽)로 구성된다. 앞쪽에서는 볼기뼈끼리 두덩결합(23쪽)으로 연결되고, 뒤쪽에서는 볼기뼈와 엉치뼈의 귓바퀴면이 서로 결합해 엉치엉덩관절(33쪽)을 형성한다.

골반 앞면

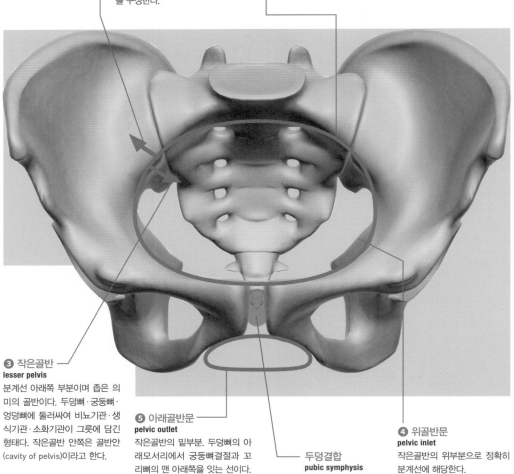

❷ 큰골반
greater pelvis
분계선의 위쪽 부분으로 앞쪽이 열려 있다. 배의 일부이며 배안의 아래부분을 구성한다.

❶ 분계능선
terminal line
엉치뼈곶, 엉덩뼈의 활꼴선, 두덩뼈 빗, 두덩결합의 위모서리를 이은 선.

❸ 작은골반
lesser pelvis
분계선 아래쪽 부분이며 좁은 의미의 골반이다. 두덩뼈·궁둥뼈·엉덩뼈에 둘러싸여 비뇨기관·생식기관·소화기관이 그릇에 담긴 형태다. 작은골반 안쪽은 골반안(cavity of pelvis)이라고 한다.

❺ 아래골반문
pelvic outlet
작은골반의 밑부분. 두덩뼈의 아래모서리에서 궁둥뼈결절과 꼬리뼈의 맨 아래쪽을 잇는 선이다.

두덩결합
pubic symphysis

❹ 위골반문
pelvic inlet
작은골반의 위부분으로 정확히 분계선에 해당한다.

골반의 성별 차이

뼈대만으로 비교했을 때 가장 성별 차이가 크게 나는 부분이 골반이다. 이것은 출산할 때 태아가 여성의 골반안을 지나는 것과 관계가 있다.

신생아에서 10세 전후까지는 차이가 없으나 10세 이상이 되면 여성은 엉덩뼈날개(63쪽)의 폭이 넓어지는 반면 엉치뼈곶(94쪽)은 특별히 돌출되지 않은 채 성장한다. 따라서 위골반문(❹)은 원 모양에 가까워진다. 남성은 원래 모양을 그대로 유지한 채 성장한다. 엉덩뼈날개의 폭이 많이 퍼지지 않으며, 엉치뼈곶이 앞쪽으로 나와 하트 모양이 된다.

또한 두덩결합 아래쪽에 생기는 각의 명칭이 서로 다르다. 남성은 두덩밑각(pubic angle), 여성은 두덩활(pubic arch)이라고 부른다. 남성은 약 50~60도, 여성은 약 80~85도 정도이며 여성의 각도가 더 크다. 남성은 집게손가락과 가운데손가락을 벌렸을 때의 각도, 여성은 엄지손가락과 집게손가락을 벌렸을 때의 각도로 표현하기도 한다.

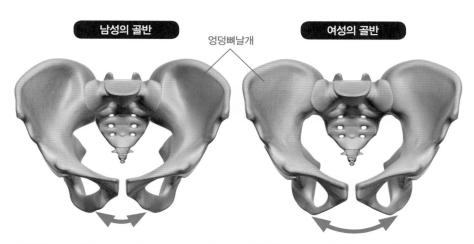

남성의 골반　　　엉덩뼈날개　　　**여성의 골반**

두덩밑각은 50~60도로 집게손가락과 가운데손가락을 벌렸을 때의 각도에 가깝다.

두덩활은 80~85도로 엄지와 집게손가락을 벌렸을 때의 각도에 가깝다.

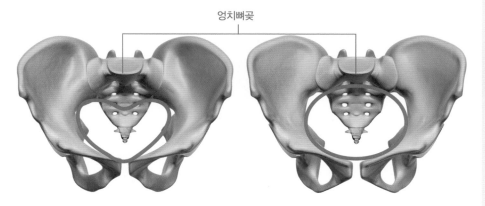

엉치뼈곶

엉덩뼈날개 좌우 폭이 넓어지지 않은 상태에서 엉치뼈곶이 앞쪽으로 나와 하트 모양이 된다.

엉덩뼈날개 좌우 폭이 넓어져 엉치뼈곶이 비교적 돌출되지 않기 때문에 원 모양이 된다.

넙다리뼈 *femur*

위치와 특징

넙다리에 있는 뼈로 인체에서 가장 길고 무겁다. 키의 약 1/4에 해당하는 긴뼈이며 몸쪽 끝, 넙다리뼈몸통, 먼쪽 끝으로 구성되어 있다.

오른쪽 넙다리뼈 몸쪽 끝

❶ 넙다리뼈머리
head of femur
공 모양이며 넙다리뼈몸통 위 안쪽에 위치한다. 절구와 엉덩 관절을 만든다.

❸ 넙다리뼈목
neck of femur
넙다리뼈머리 가쪽의 잘록한 부분. 넙다리뼈몸통 과 넙다리뼈목은 약 125~130도의 둔각을 이루 며, 엉덩관절주머니가 붙는다.

❹ 큰돌기
greater trochanter
넙다리뼈목과 넙다리뼈몸통의 연결 부위로, 가쪽 위에 있는 큰 돌기다. 가쪽면은 중간볼기근·작은볼기근· 궁둥구멍근의 먼쪽 부착 부위다.

❷ 넙다리뼈머리오목
fovea capitis femoris
넙다리뼈머리인대가 붙는 오목한 부위. 넙다리뼈머리의 안쪽 중앙 에서 약간 아래에 위치한다.

❺ 작은돌기
lesser trochanter
넙다리뼈목과 넙다리뼈몸통의 연결 부위로 안쪽 아래에 있는 작은 돌기. 엉덩허리근(큰허리근과 엉 덩근)의 먼쪽 부착 부위다.

⑮ 돌기오목
trochanteric fossa
큰돌기 끝 안쪽에 움푹 들어간 곳. 속 폐쇄근, 위쌍둥이근, 아래쌍둥이근, 바깥폐쇄근의 먼쪽 부착 부위다.

오른쪽 넙다리뼈 먼쪽 끝

⑩ 무릎면
patellar surface
안쪽관절융기와 가쪽관절융기 앞쪽 사이에 있다. 윤기가 나고 매끄러우며 무릎뼈 뒤면과 관절 을 이룬다.

⑫ 가쪽위관절융기
lateral epicondyle
가쪽관절융기 위에 돌출된 부분. 가쪽 곁인대, 발바닥근, 장딴지근가쪽갈래, 오금근의 몸쪽 부착 부위다.

❾ 가쪽관절융기
lateral condyle
안쪽관절융기 반대쪽(가쪽)에 위치한 다. 앞십자인대가 붙는다.

㉓ 융기사이오목
intercondylar fossa
뒤에 있는 안쪽관절융기와 가쪽관 절융기 사이에 움푹 들어간 곳.

⑪ 안쪽위관절융기
medial epicondyle
안쪽관절융기 위에 있는 돌출된 부분이다. 안쪽곁인대, 장딴지근 안쪽머리의 몸쪽 부착 부위이며 큰모음근의 먼쪽 부착 부위다.

❽ 안쪽관절융기
medial condyle
넙다리뼈 먼쪽 끝에 있는 두 개 의 큰 관절융기 중 안쪽에 있는 것. 뒤십자인대가 붙는다.

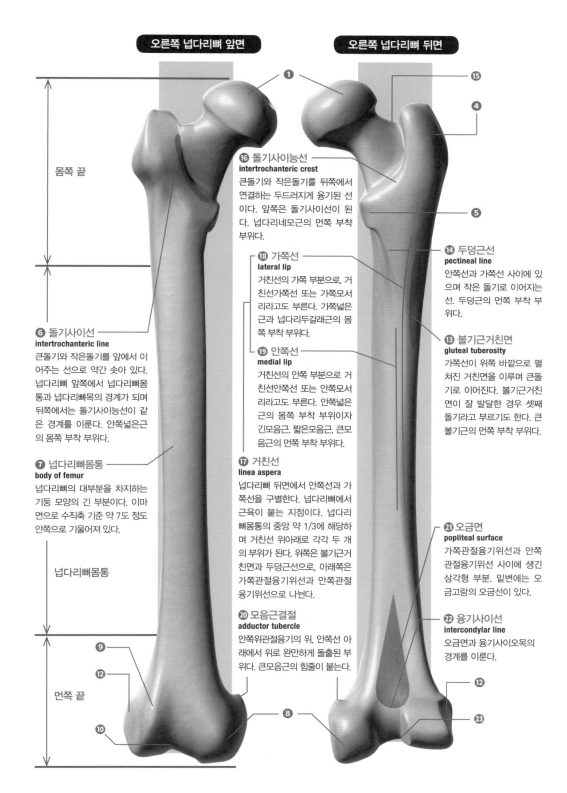

❶

❶

❶⑤

❹

몸쪽 끝

⑯ 돌기사이능선
intertrochanteric crest
큰돌기와 작은돌기를 뒤쪽에서
연결하는 두드러지게 융기된 선
이다. 앞쪽은 돌기사이선이 된
다. 넙다리네모근의 먼쪽 부착
부위다.

❺

⑭ 두덩근선
pectineal line
안쪽선과 가쪽선 사이에 있
으며 작은 돌기로 이어지는
선. 두덩근의 먼쪽 부착 부
위다.

⑱ 가쪽선
lateral lip
거친선의 가쪽 부분으로, 거
친선가쪽선 또는 가쪽모서
리라고도 부른다. 가쪽넓은
근과 넙다리두갈래근의 몸
쪽 부착 부위다.

❻ 돌기사이선
intertrochanteric line
큰돌기와 작은돌기를 앞에서 이
어주는 선으로 약간 솟아 있다.
넙다리뼈 앞쪽에서 넙다리뼈몸
통과 넙다리뼈목의 경계가 되며
뒤쪽에서는 돌기사이능선이 같
은 경계를 이룬다. 안쪽넓은근
의 몸쪽 부착 부위다.

⑲ 안쪽선
medial lip
거친선의 안쪽 부분으로 거
친선안쪽선 또는 안쪽모서
리라고도 부른다. 안쪽넓은
근의 몸쪽 부착 부위이자
긴모음근, 짧은모음근, 큰모
음근의 먼쪽 부착 부위다.

⑬ 볼기근거친면
gluteal tuberosity
가쪽선이 위쪽 바깥으로 펼
쳐진 거친면을 이루며 큰돌
기로 이어진다. 볼기근거친
면이 잘 발달한 경우 셋째
돌기라고 부르기도 한다. 큰
볼기근의 먼쪽 부착 부위다.

❼ 넙다리뼈몸통
body of femur
넙다리뼈의 대부분을 차지하는
기둥 모양의 긴 부분이다. 이마
면으로 수직축 기준 약 7도 정도
안쪽으로 기울어져 있다.

⑰ 거친선
linea aspera
넙다리뼈 뒤면에서 안쪽선과 가
쪽선을 구별한다. 넙다리뼈에서
근육이 붙는 지점이다. 넙다리
뼈몸통의 중앙 약 1/3에 해당하
며 거친선 위아래로 각각 두 개
의 부위가 된다. 위쪽은 볼기근거
친면과 두덩근선으로, 아래쪽은
가쪽관절융기위선과 안쪽관절
융기위선으로 나뉜다.

㉑ 오금면
popliteal surface
가쪽관절융기위선과 안쪽
관절융기위선 사이에 생긴
삼각형 부분. 밑변에는 오
금고랑의 오금선이 있다.

넙다리뼈몸통

⑳ 모음근결절
adductor tubercle
안쪽위관절융기의 위, 안쪽선 아
래에서 위로 완만하게 돌출된 부
위다. 큰모음근의 힘줄이 붙는다.

㉒ 융기사이선
intercondylar line
오금면과 융기사이오목의
경계를 이룬다.

❾

⑫

⑫

먼쪽 끝

❽

❿

㉓

정강뼈 *tibia*

위치와 특징

종아리는 크게 정강뼈와 종아리뼈(72쪽)로 이루어진다. 정강뼈는 체중을 지탱하기 때문에 종아리
뼈보다 굵다. 몸쪽에서는 무릎관절, 먼쪽에서는 발목관절의 일부가 되는 목말뼈(75쪽)와 관절을 형
성한다. 인체의 뼈 중에서 넙다리뼈(68쪽)에 이어 두 번째로 긴 긴뼈다.

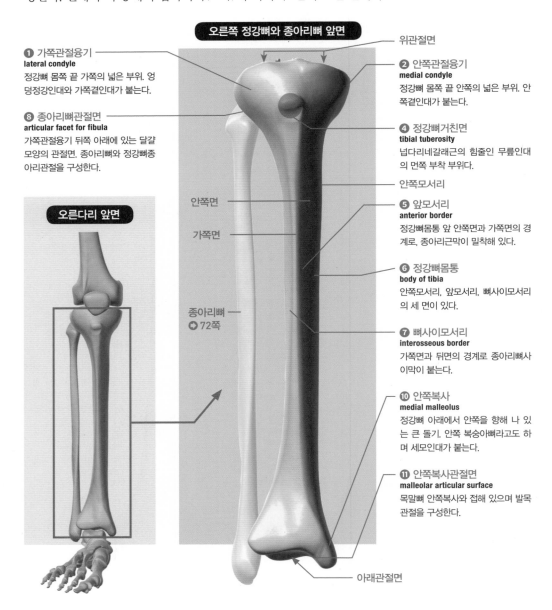

오른쪽 정강뼈와 종아리뼈 앞면

오른다리 앞면

❶ 가쪽관절융기
lateral condyle
정강뼈 몸쪽 끝 가쪽의 넓은 부위. 엉
덩정강인대와 가쪽곁인대가 붙는다.

❽ 종아리뼈관절면
articular facet for fibula
가쪽관절융기 뒤쪽 아래에 있는 달걀
모양의 관절면. 종아리뼈와 정강뼈종
아리관절을 구성한다.

위관절면

❷ 안쪽관절융기
medial condyle
정강뼈 몸쪽 끝 안쪽의 넓은 부위. 안
쪽곁인대가 붙는다.

❹ 정강뼈거친면
tibial tuberosity
넙다리네갈래근의 힘줄인 무릎인대
의 먼쪽 부착 부위.

안쪽모서리

안쪽면

가쪽면

❺ 앞모서리
anterior border
정강뼈몸통 앞 안쪽면과 가쪽면의 경
계로, 종아리근막이 밀착해 있다.

❻ 정강뼈몸통
body of tibia
안쪽모서리, 앞모서리, 뼈사이모서리
의 세 면이 있다.

종아리뼈
➐ 72쪽

❼ 뼈사이모서리
interosseous border
가쪽면과 뒤면의 경계로 종아리뼈사
이막이 붙는다.

❿ 안쪽복사
medial malleolus
정강뼈 아래에서 안쪽을 향해 나 있
는 큰 돌기. 안쪽 복숭아뼈라고도 하
며 세모인대가 붙는다.

⓫ 안쪽복사관절면
malleolar articular surface
목말뼈 안쪽복사와 접해 있으며 발목
관절을 구성한다.

아래관절면

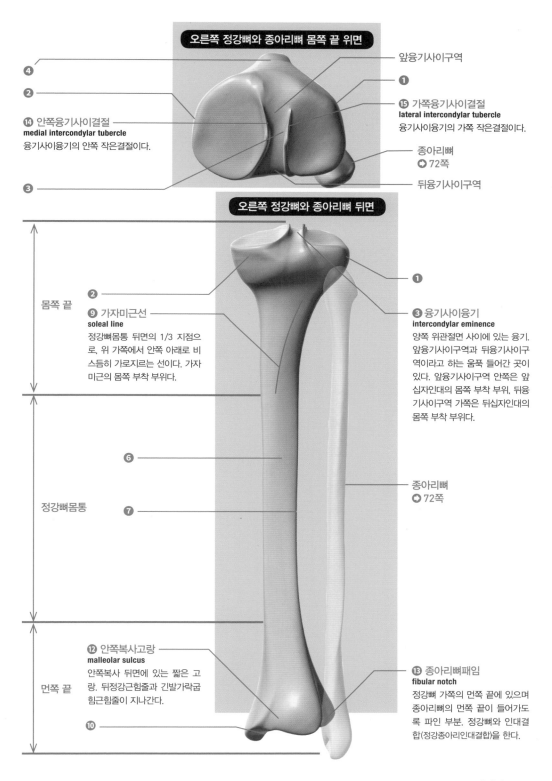

오른쪽 정강뼈와 종아리뼈 몸쪽 끝 위면

❹

❷

앞융기사이구역

❶

⓮ 안쪽융기사이결절
medial intercondylar tubercle
융기사이융기의 안쪽 작은결절이다.

⓯ 가쪽융기사이결절
lateral intercondylar tubercle
융기사이융기의 가쪽 작은결절이다.

종아리뼈
🄯 72쪽

❸

뒤융기사이구역

오른쪽 정강뼈와 종아리뼈 뒤면

몸쪽 끝

❷

❶

❾ 가자미근선
soleal line
정강뼈몸통 뒤면의 1/3 지점으
로, 위 가쪽에서 안쪽 아래로 비
스듬히 가로지르는 선이다. 가자
미근의 몸쪽 부착 부위다.

❸ 융기사이융기
intercondylar eminence
양쪽 위관절면 사이에 있는 융기.
앞융기사이구역과 뒤융기사이구
역이라고 하는 움푹 들어간 곳이
있다. 앞융기사이구역 안쪽은 앞
십자인대의 몸쪽 부착 부위, 뒤융
기사이구역 가쪽은 뒤십자인대의
몸쪽 부착 부위다.

정강뼈몸통

❻

❼

종아리뼈
🄯 72쪽

먼쪽 끝

⓬ 안쪽복사고랑
malleolar sulcus
안쪽복사 뒤면에 있는 짧은 고
랑. 뒤정강근힘줄과 긴발가락굽
힘근힘줄이 지나간다.

⓭ 종아리뼈패임
fibular notch
정강뼈 가쪽의 먼쪽 끝에 있으며
종아리뼈의 먼쪽 끝이 들어가도
록 파인 부분. 정강뼈와 인대결
합(정강종아리인대결합)을 한다.

❿

종아리뼈 *fibula*

위치와 특징

종아리뼈는 가동성이 없는 삼각기둥 모양의 뼈로, 정강뼈(70쪽) 바깥쪽에서 정강뼈와 결합해 있다. 정강뼈와 길이가 비슷하며 긴뼈 중 가장 가늘지만, 다른 뼈와 비교해 탄력이 있다는 점이 특징이다.

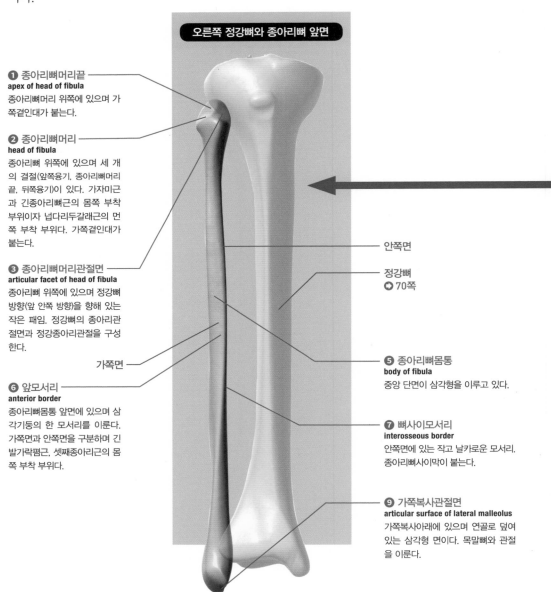

오른쪽 정강뼈와 종아리뼈 앞면

❶ 종아리뼈머리끝
apex of head of fibula
종아리뼈머리 위쪽에 있으며 가쪽곁인대가 붙는다.

❷ 종아리뼈머리
head of fibula
종아리뼈 위쪽에 있으며 세 개의 결절(앞쪽융기, 종아리뼈머리끝, 뒤쪽융기)이 있다. 가자미근과 긴종아리뼈근의 몸쪽 부착 부위이자 넙다리두갈래근의 먼쪽 부착 부위다. 가쪽곁인대가붙는다.

❸ 종아리뼈머리관절면
articular facet of head of fibula
종아리뼈 위쪽에 있으며 정강뼈 방향(앞 안쪽 방향)을 향해 있는 작은 패임. 정강뼈의 종아리관절면과 정강종아리관절을 구성한다.

가쪽면

❻ 앞모서리
anterior border
종아리뼈몸통 앞면에 있으며 삼각기둥의 한 모서리를 이룬다. 가쪽면과 안쪽면을 구분하며 긴발가락폄근, 셋째종아리근의 몸쪽 부착 부위다.

안쪽면

정강뼈
◐ 70쪽

❺ 종아리뼈몸통
body of fibula
중앙 단면이 삼각형을 이루고 있다.

❼ 뼈사이모서리
interosseous border
안쪽면에 있는 작고 날카로운 모서리. 종아리뼈사이막이 붙는다.

❾ 가쪽복사관절면
articular surface of lateral malleolus
가쪽복사아래에 있으며 연골로 덮여 있는 삼각형 면이다. 목말뼈와 관절을 이룬다.

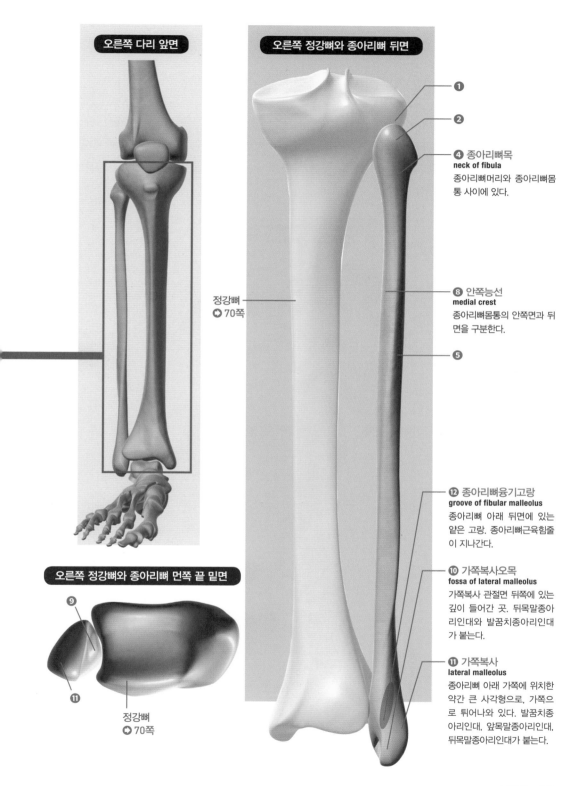

오른쪽 다리 앞면

오른쪽 정강뼈와 종아리뼈 뒤면

❶

❷

❹ 종아리뼈목
neck of fibula
종아리뼈머리와 종아리뼈몸
통 사이에 있다.

❽ 안쪽능선
medial crest
종아리뼈몸통의 안쪽면과 뒤
면을 구분한다.

❺

정강뼈
◐ 70쪽

⑫ 종아리뼈융기고랑
groove of fibular malleolus
종아리뼈 아래 뒤면에 있는
얕은 고랑. 종아리뼈근육힘줄
이 지나간다.

❿ 가쪽복사오목
fossa of lateral malleolus
가쪽복사 관절면 뒤쪽에 있는
깊이 들어간 곳. 뒤목말종아
리인대와 발꿈치종아리인대
가 붙는다.

⓫ 가쪽복사
lateral malleolus
종아리뼈 아래 가쪽에 위치한
약간 큰 사각형으로, 가쪽으
로 튀어나와 있다. 발꿈치종
아리인대, 앞목말종아리인대,
뒤목말종아리인대가 붙는다.

오른쪽 정강뼈와 종아리뼈 먼쪽 끝 밑면

❾

⓫

정강뼈
◐ 70쪽

발목뼈 *tarsals*

위치와 특징

넙다리에서 이어지는 발뼈로 발 뒤쪽에 위치한다. 발목뼈는 몸쪽 발목뼈인 목말뼈(❶), 발꿈치뼈(❷), 발배뼈(❸)와 먼쪽 발목뼈인 입방뼈(❹), 가쪽쐐기뼈(❺), 중간쐐기뼈(❻), 안쪽쐐기뼈(❼)의 7개 뼈로 구성된다. 발꿈치뼈와 입방뼈의 관절, 목말뼈와 발배뼈의 관절을 합해 가로발목뼈관절 또는 쇼파르관절이라고 한다.

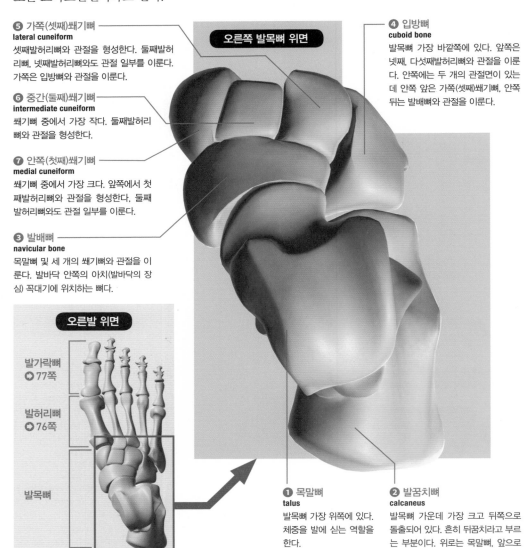

❺ 가쪽(셋째)쐐기뼈
lateral cuneiform
셋째발허리뼈와 관절을 형성한다. 둘째발허리뼈, 넷째발허리뼈와도 관절 일부를 이룬다. 가쪽은 입방뼈와 관절을 이룬다.

❻ 중간(둘째)쐐기뼈
intermediate cuneiform
쐐기뼈 중에서 가장 작다. 둘째발허리뼈와 관절을 형성한다.

❼ 안쪽(첫째)쐐기뼈
medial cuneiform
쐐기뼈 중에서 가장 크다. 앞쪽에서 첫째발허리뼈와 관절을 형성한다. 둘째발허리뼈와도 관절 일부를 이룬다.

❸ 발배뼈
navicular bone
목말뼈 및 세 개의 쐐기뼈와 관절을 이룬다. 발바닥 안쪽의 아치(발바닥의 장심) 꼭대기에 위치하는 뼈다.

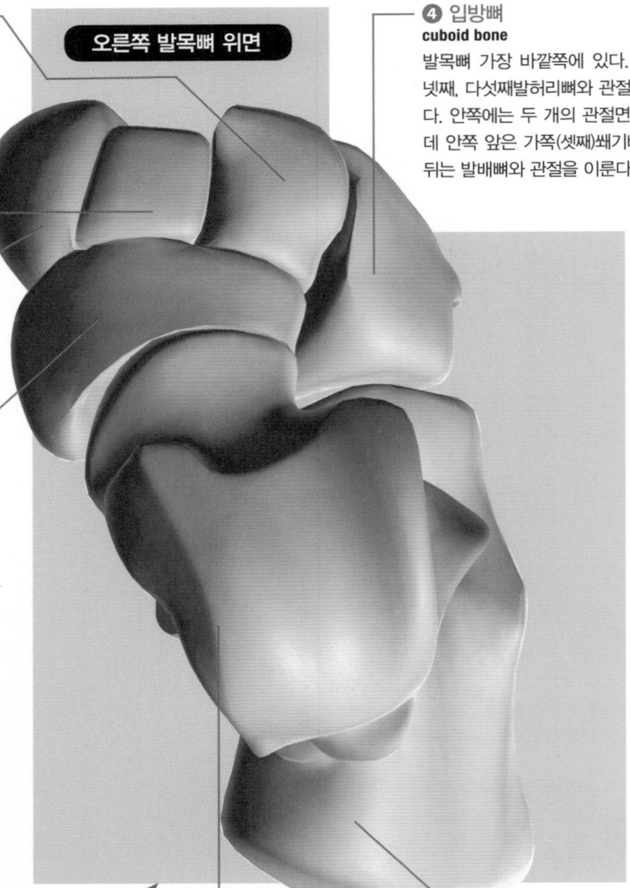
오른쪽 발목뼈 위면

❹ 입방뼈
cuboid bone
발목뼈 가장 바깥쪽에 있다. 앞쪽은 넷째, 다섯째발허리뼈와 관절을 이룬다. 안쪽에는 두 개의 관절면이 있는데 안쪽 앞은 가쪽(셋째)쐐기뼈, 안쪽 뒤는 발배뼈와 관절을 이룬다.

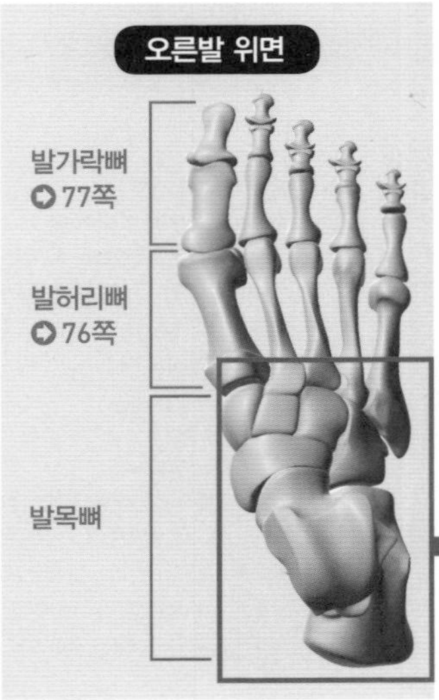
오른발 위면
발가락뼈
77쪽
발허리뼈
76쪽
발목뼈

❶ 목말뼈
talus
발목뼈 가장 위쪽에 있다. 체중을 발에 싣는 역할을 한다.

❷ 발꿈치뼈
calcaneus
발목뼈 가운데 가장 크고 뒤쪽으로 돌출되어 있다. 흔히 뒤꿈치라고 부르는 부분이다. 위로는 목말뼈, 앞으로는 입방뼈와 접해 있다.

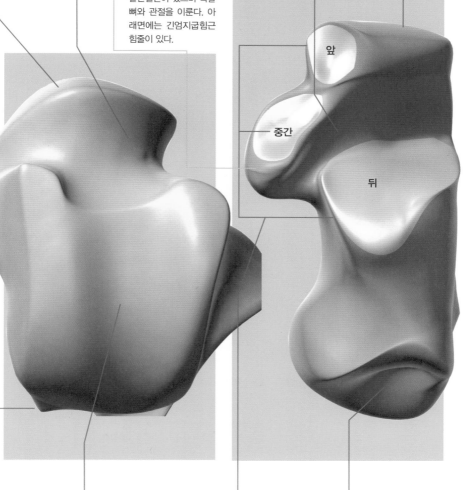

오른쪽 목말뼈 위면

⑩ 목말뼈머리
head of talus
목말뼈목 앞쪽으로 이어
지는 돌출된 부분.

⑨ 목말뼈목
neck of talus
목말뼈몸통 앞쪽의
잘록한 부분.

⑯ 목말받침돌기
sustentaculum tali
발꿈치뼈고랑 안쪽에 있
는 돌기. 위면에 중간목
말관절면이 있으며 목말
뼈와 관절을 이룬다. 아
래면에는 긴엄지굽힘근
힘줄이 있다.

오른쪽 발꿈치뼈 위면

⑭ 발꿈치뼈고랑
calcaneal sulcus
중간·뒤목말관절면 사이
에 생기는 고랑으로, 위쪽
에 있는 목말뼈고랑과 함
께 발목뼈굴을 형성한다.

⑫ 입방관절면
cuboidal articular surface
발꿈치뼈 앞쪽에서 입방뼈
와 관절을 구성한다.

앞

중간

뒤

⑧ 목말뼈몸통
body of talus
목말뼈 뒤쪽의 큰 부분이다.

⑪ 목말뼈도르래
trochlea of talus
목말뼈몸통 위쪽에 있으며 세 면으로
나뉜다. 위면은 정강뼈 아래관절면, 안
쪽복사면은 정강뼈 안쪽복사관절면,
가쪽복사면은 종아리뼈 가쪽복사관절
면과 마주하고 있다.

⑬ 목말관절면
**talar articular surface of
calcaneus**
발꿈치뼈 위면에 앞·중간·
뒤목말관절면이 있으며 목
말뼈와 관절을 구성한다.

⑮ 발꿈치뼈융기
calcaneal tuberosity
발꿈치뼈몸통 뒤쪽에 있다. 발꿈치
힘줄(아킬레스건)이 붙는다. 아래면
은 발바닥널힘줄, 짧은발가락굽힘
근, 새끼벌림근, 엄지벌림근의 몸쪽
부착 부위다.

발허리뼈 *metatarsi*

위치와 특징

발허리(발 중앙)에 있는 첫째(엄지)발가락~다섯째발가락의 뒤쪽과 발목뼈(74쪽, 여기서는 안·중간·가쪽쐐기뼈와 입방뼈) 사이에 있는 다섯 개의 관 모양 뼈다. 발등을 등지고 휘어져 있다. 발허리뼈바닥의 관절은 발목발허리관절이라고 하며 안·중간·가쪽쐐기뼈와 입방뼈, 첫째~다섯째발허리뼈로 구성된 관절이다.

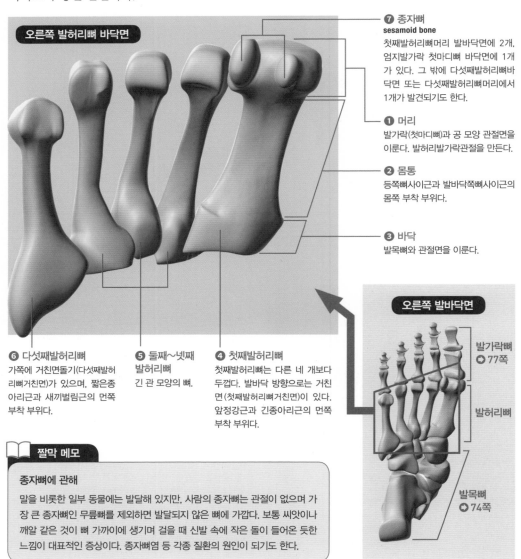

오른쪽 발허리뼈 바닥면

❼ 종자뼈
sesamoid bone
첫째발허리뼈머리 발바닥면에 2개, 엄지발가락 첫마디뼈 바닥면에 1개가 있다. 그 밖에 다섯째발허리뼈바닥면 또는 다섯째발허리뼈머리에서 1개가 발견되기도 한다.

❶ 머리
발가락(첫마디뼈)과 공 모양 관절면을 이룬다. 발허리발가락관절을 만든다.

❷ 몸통
등쪽뼈사이근과 발바닥쪽뼈사이근의 몸쪽 부착 부위다.

❸ 바닥
발목뼈와 관절면을 이룬다.

❻ 다섯째발허리뼈
가쪽에 거친면돌기(다섯째발허리뼈거친면)가 있으며, 짧은종아리근과 새끼벌림근의 몸쪽 부착 부위다.

❺ 둘째~넷째발허리뼈
긴 관 모양의 뼈.

❹ 첫째발허리뼈
첫째발허리뼈는 다른 네 개보다 두껍다. 발바닥 방향으로는 거친면(첫째발허리뼈거친면)이 있다. 앞정강근과 긴종아리근의 몸쪽 부착 부위다.

오른쪽 발바닥면

발가락뼈
◐ 77쪽

발허리뼈

발목뼈
◐ 74쪽

📖 짤막 메모

종자뼈에 관해
말을 비롯한 일부 동물에는 발달해 있지만, 사람의 종자뼈는 관절이 없으며 가장 큰 종자뼈인 무릎뼈를 제외하면 발달되지 않은 뼈에 가깝다. 보통 씨앗이나 깨알 같은 것이 뼈 가까이에 생기며 걸을 때 신발 속에 작은 돌이 들어온 듯한 느낌이 대표적인 증상이다. 종자뼈염 등 각종 질환의 원인이 되기도 한다.

발가락뼈 *phalanges (of foot)*

위치와 특징

발가락뼈는 손가락뼈(54쪽)와 똑같이 14개의 뼈로 구성되어 있다. 첫째발가락이 두 마디(첫마디뼈, 끝마디뼈), 나머지는 세 마디(첫마디뼈, 중간마디뼈, 끝마디뼈)다. 발허리뼈(76쪽)와 마찬가지로 엄지가 가장 굵다. 길이는 둘째발가락이 가장 길며, 셋째에서 다섯째발가락으로 갈수록 짧아진다.

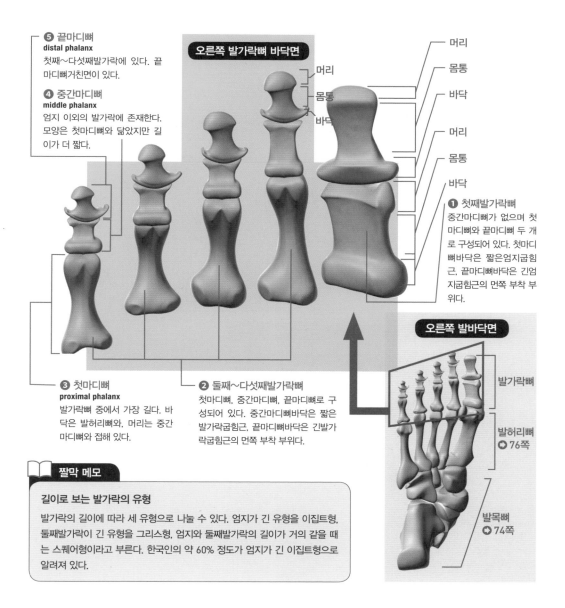

❺ 끝마디뼈
distal phalanx
첫째~다섯째발가락에 있다. 끝마디뼈거친면이 있다.

❹ 중간마디뼈
middle phalanx
엄지 이외의 발가락에 존재한다. 모양은 첫마디뼈와 닮았지만 길이가 더 짧다.

오른쪽 발가락뼈 바닥면

머리
몸통
바닥

머리
몸통
바닥

머리
몸통
바닥

❶ 첫째발가락뼈
중간마디뼈가 없으며 첫마디뼈와 끝마디뼈 두 개로 구성되어 있다. 첫마디뼈바닥은 짧은엄지굽힘근, 끝마디뼈바닥은 긴엄지굽힘근의 먼쪽 부착 부위다.

오른쪽 발바닥면

발가락뼈

발허리뼈
◐ 76쪽

발목뼈
◐ 74쪽

❸ 첫마디뼈
proximal phalanx
발가락뼈 중에서 가장 길다. 바닥은 발허리뼈와, 머리는 중간마디뼈와 접해 있다.

❷ 둘째~다섯째발가락뼈
첫마디뼈, 중간마디뼈, 끝마디뼈로 구성되어 있다. 중간마디뼈바닥은 짧은발가락굽힘근, 끝마디뼈바닥은 긴발가락굽힘근의 먼쪽 부착 부위다.

📖 짤막 메모

길이로 보는 발가락의 유형

발가락의 길이에 따라 세 유형으로 나눌 수 있다. 엄지가 긴 유형을 이집트형, 둘째발가락이 긴 유형을 그리스형, 엄지와 둘째발가락의 길이가 거의 같을 때는 스퀘어형이라고 부른다. 한국인의 약 60% 정도가 엄지가 긴 이집트형으로 알려져 있다.

무릎뼈 *patella*

위치와 특징

무릎접시라고도 불리는 역삼각형의 편평한 뼈다. 원래는 넙다리네갈래근의 힘줄 속에서 생겨난 종자뼈(76쪽)로, 넙다리네갈래근의 효율을 높이는 작용을 한다. 무릎뼈 뒤면 모양과 넙다리네갈래근의 힘줄이 당기는 방향을 고려했을 때 가쪽으로 탈구되기 쉬운 부위다. 앞면은 거친면이며 아주 약간 솟아 있고, 뒤면은 세로로 뻗은 융기가 안쪽·가쪽관절면을 나누고 있다.

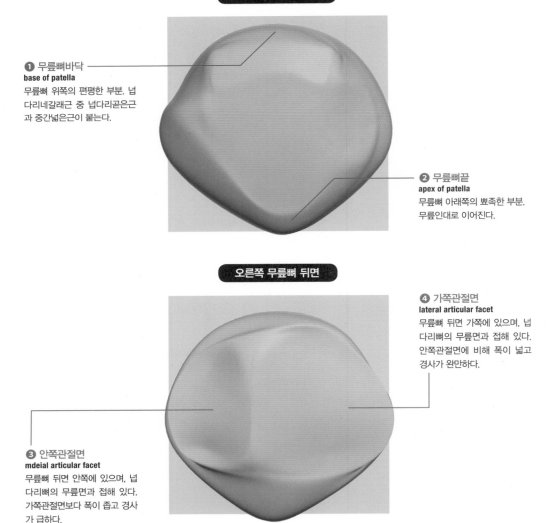

오른쪽 무릎뼈 앞면

❶ 무릎뼈바닥
base of patella
무릎뼈 위쪽의 편평한 부분. 넙다리네갈래근 중 넙다리곧은근과 중간넓은근이 붙는다.

❷ 무릎뼈끝
apex of patella
무릎뼈 아래쪽의 뾰족한 부분. 무릎인대로 이어진다.

오른쪽 무릎뼈 뒤면

❹ 가쪽관절면
lateral articular facet
무릎뼈 뒤면 가쪽에 있으며, 넙다리뼈의 무릎면과 접해 있다. 안쪽관절면에 비해 폭이 넓고 경사가 완만하다.

❸ 안쪽관절면
mdeial articular facet
무릎뼈 뒤면 안쪽에 있으며, 넙다리뼈의 무릎면과 접해 있다. 가쪽관절면보다 폭이 좁고 경사가 급하다.

제4장

몸통의 뼈
Vertebra and Thorax

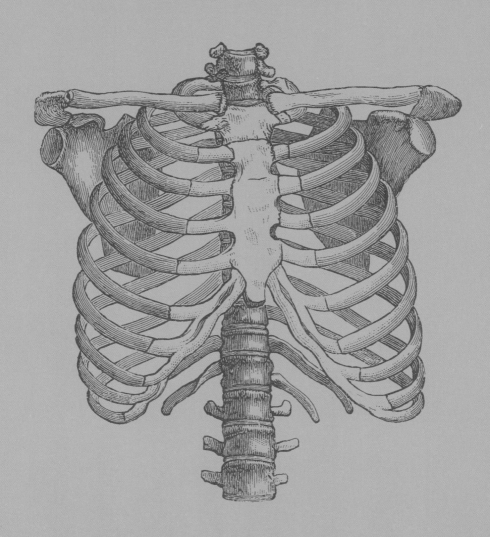

몸통의 뼈와 관절

몸통의 뼈는 크게 등뼈를 중심으로 구성되는 척주, 심장과 허파를 비롯한 내장을 감싸고 있는 가슴우리로 나눌 수 있다. (그림 참조) 척주는 5종 32~34개, 가슴우리는 3종 25개(갈비뼈 12대)로 구성되어 있다. 등뼈 12개는 척주와 가슴우리 모두에 포함시켜 센다.

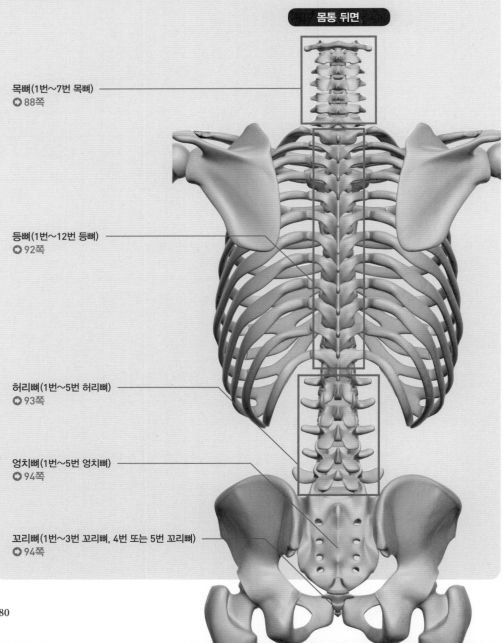

몸통 뒤면

목뼈(1번~7번 목뼈)
○ 88쪽

등뼈(1번~12번 등뼈)
○ 92쪽

허리뼈(1번~5번 허리뼈)
○ 93쪽

엉치뼈(1번~5번 엉치뼈)
○ 94쪽

꼬리뼈(1번~3번 꼬리뼈, 4번 또는 5번 꼬리뼈)
○ 94쪽

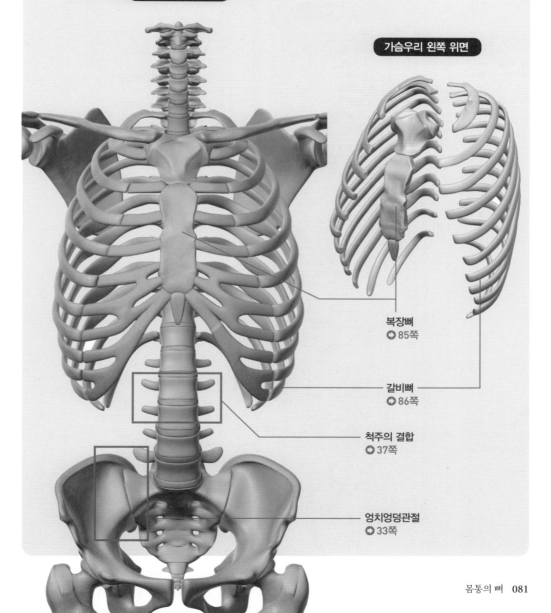

척주를 구성하는 척추뼈의 종류와 개수

• 목뼈 7개 • 등뼈 12개
• 허리뼈 5개
• 엉치뼈 1개(5개의 엉치척추뼈가 결합된 것)
• 꼬리뼈 1개(3~5개의 꼬리척추뼈가 결합된 것)

가슴우리뼈의 종류와 개수

• 등뼈 12개 • 갈비뼈 12대 • 복장뼈 1개

몸통의 관절

복장갈비관절, 갈비척추관절, 고리뒤통수관절, 고리중심
관절, 돌기사이관절, 척추뼈몸통사이관절, 엉치엉덩관절
이 있다.

몸통 앞면

가슴우리 왼쪽 위면

복장뼈
◐ 85쪽

갈비뼈
◐ 86쪽

척주의 결합
◐ 37쪽

엉치엉덩관절
◐ 33쪽

척주 *vertebral column*

위치와 특징

척주는 등의 뼈로, 각 부분의 척추뼈가 연결되어 기둥 모양을 이룬 것이다. 척주 위쪽은 머리뼈와, 아래쪽은 볼기뼈(60쪽)와 연결된다. 또 중앙의 등뼈(92쪽)는 갈비뼈(86쪽) 및 복장뼈(85쪽)와 연결되어 가슴우리(84쪽)를 형성한다.

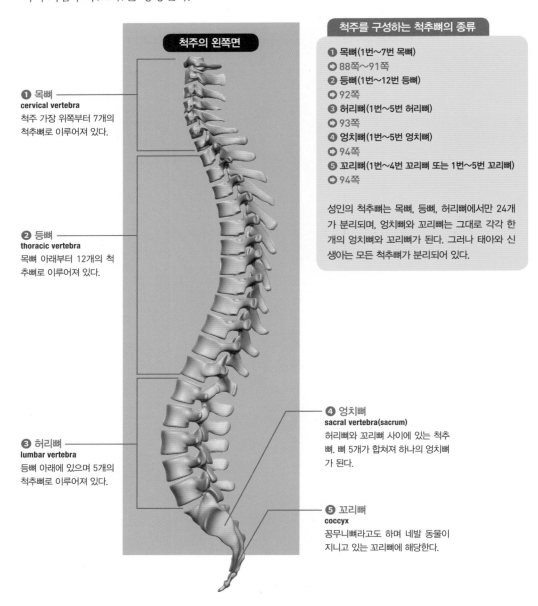

척주의 왼쪽면

척주를 구성하는 척추뼈의 종류

❶ 목뼈(1번~7번 목뼈)
➲ 88쪽~91쪽
❷ 등뼈(1번~12번 등뼈)
➲ 92쪽
❸ 허리뼈(1번~5번 허리뼈)
➲ 93쪽
❹ 엉치뼈(1번~5번 엉치뼈)
➲ 94쪽
❺ 꼬리뼈(1번~4번 꼬리뼈 또는 1번~5번 꼬리뼈)
➲ 94쪽

성인의 척추뼈는 목뼈, 등뼈, 허리뼈에서만 24개가 분리되며, 엉치뼈와 꼬리뼈는 그대로 각각 한 개의 엉치뼈와 꼬리뼈가 된다. 그러나 태아와 신생아는 모든 척추뼈가 분리되어 있다.

❶ 목뼈
cervical vertebra
척주 가장 위쪽부터 7개의 척추뼈로 이루어져 있다.

❷ 등뼈
thoracic vertebra
목뼈 아래부터 12개의 척추뼈로 이루어져 있다.

❸ 허리뼈
lumbar vertebra
등뼈 아래에 있으며 5개의 척추뼈로 이루어져 있다.

❹ 엉치뼈
sacral vertebra(sacrum)
허리뼈와 꼬리뼈 사이에 있는 척추뼈. 뼈 5개가 합쳐져 하나의 엉치뼈가 된다.

❺ 꼬리뼈
coccyx
꽁무니뼈라고도 하며 네발 동물이 지니고 있는 꼬리뼈에 해당한다.

척추뼈 *vertebra*

위치와 특징

척주를 구성하는 척추뼈는 사람마다 32개에서 34개까지 있으며 척추사이원반으로 결합되어 있다. 여기서는 척추뼈의 일반적인 형태를 소개하고, 각 척추뼈의 자세한 부분은 88쪽~95쪽에서 설명한다. 척추뼈는 척추뼈몸통(❶), 척추뼈고리(❷), 3종 7개의 돌기(❹, ❺, ❻, ❿)로 이루어져 있다.

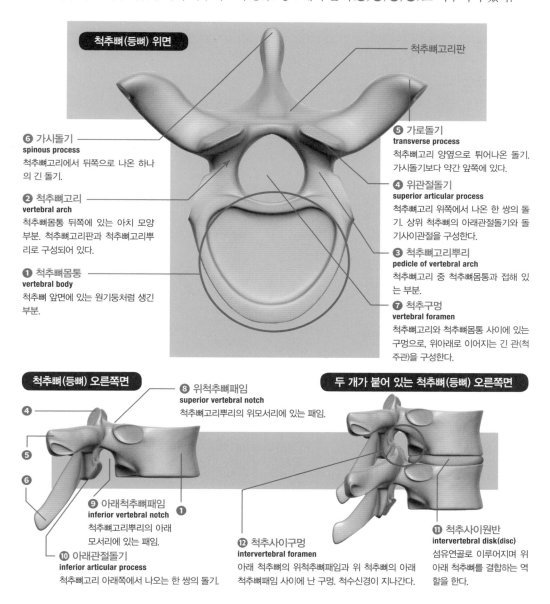

척추뼈(등뼈) 위면

척추뼈고리판

❻ 가시돌기
spinous process
척추뼈고리에서 뒤쪽으로 나온 하나의 긴 돌기.

❷ 척추뼈고리
vertebral arch
척추뼈몸통 뒤쪽에 있는 아치 모양 부분. 척추뼈고리판과 척추뼈고리뿌리로 구성되어 있다.

❶ 척추뼈몸통
vertebral body
척추뼈 앞면에 있는 원기둥처럼 생긴 부분.

❺ 가로돌기
transverse process
척추뼈고리 양옆으로 튀어나온 돌기. 가시돌기보다 약간 앞쪽에 있다.

❹ 위관절돌기
superior articular process
척추뼈고리 위쪽에서 나온 한 쌍의 돌기. 상위 척추뼈의 아래관절돌기와 돌기사이관절을 구성한다.

❸ 척추뼈고리뿌리
pedicle of vertebral arch
척추뼈고리 중 척추뼈몸통과 접해 있는 부분.

❼ 척추구멍
vertebral foramen
척추뼈고리와 척추뼈몸통 사이에 있는 구멍으로, 위아래로 이어지는 긴 관(척주관)을 구성한다.

척추뼈(등뼈) 오른쪽면

❽ 위척추뼈패임
superior vertebral notch
척추뼈고리뿌리의 위모서리에 있는 패임.

❾ 아래척추뼈패임
inferior vertebral notch
척추뼈고리뿌리의 아래 모서리에 있는 패임.

❿ 아래관절돌기
inferior articular process
척추뼈고리 아래쪽에서 나오는 한 쌍의 돌기.

두 개가 붙어 있는 척추뼈(등뼈) 오른쪽면

⓬ 척추사이구멍
intervertebral foramen
아래 척추뼈의 위척추뼈패임과 위 척추뼈의 아래 척추뼈패임 사이에 난 구멍. 척수신경이 지나간다.

⓫ 척추사이원반
intervertebral disk(disc)
섬유연골로 이루어지며 위 아래 척추뼈를 결합하는 역할을 한다.

가슴우리 *thorax*

위치와 특징

몸통 위에 있는 새장 형태의 구조물로, 내부에 심장과 허파를 비롯한 내장이 자리하고 있다. 가슴우리는 등뼈(92쪽), 갈비뼈(86쪽), 복장뼈(85쪽)로 구성된다.

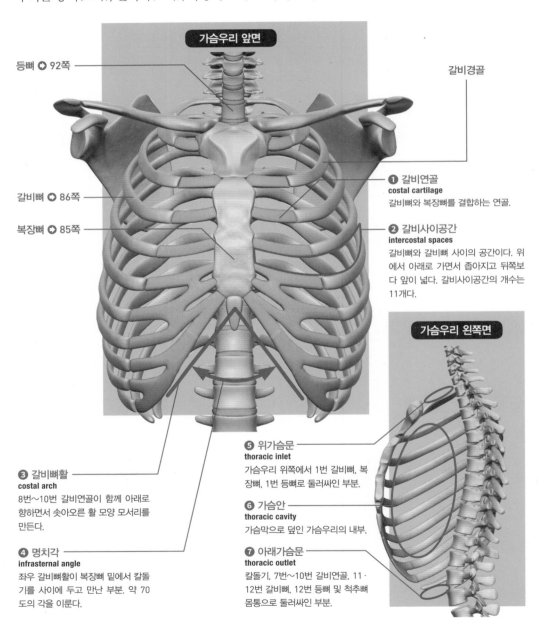

가슴우리 앞면

등뼈 ◐ 92쪽

갈비경골

갈비뼈 ◐ 86쪽

복장뼈 ◐ 85쪽

❶ 갈비연골
costal cartilage
갈비뼈와 복장뼈를 결합하는 연골.

❷ 갈비사이공간
intercostal spaces
갈비뼈와 갈비뼈 사이의 공간이다. 위에서 아래로 가면서 좁아지고 뒤쪽보다 앞이 넓다. 갈비사이공간의 개수는 11개다.

가슴우리 왼쪽면

❸ 갈비뼈활
costal arch
8번~10번 갈비연골이 함께 아래로 향하면서 솟아오른 활 모양 모서리를 만든다.

❹ 명치각
infrasternal angle
좌우 갈비뼈활이 복장뼈 밑에서 칼돌기를 사이에 두고 만난 부분. 약 70도의 각을 이룬다.

❺ 위가슴문
thoracic inlet
가슴우리 위쪽에서 1번 갈비뼈, 복장뼈, 1번 등뼈로 둘러싸인 부분.

❻ 가슴안
thoracic cavity
가슴막으로 덮인 가슴우리의 내부.

❼ 아래가슴문
thoracic outlet
칼돌기, 7번~10번 갈비연골, 11·12번 갈비뼈, 12번 등뼈 및 척추뼈 몸통으로 둘러싸인 부분.

복장뼈 *sternum*

위치와 특징

앞 가슴부 중앙의 뼈. 심폐소생술을 할 때 이 뼈의 일부를 압박한다. 복장뼈는 복장뼈자루(❶), 복장뼈몸통(❷), 칼돌기(❸)로 구성된다. 복장뼈자루와 복장뼈몸통의 결합부인 복장뼈각(❺)은 4번과 5번 등뼈 사이의 척추사이원반 높이에, 복장뼈몸통과 칼돌기의 결합부인 칼돌기몸통관절(❻)은 9번 등뼈의 척추뼈몸통 높이에 위치한다.

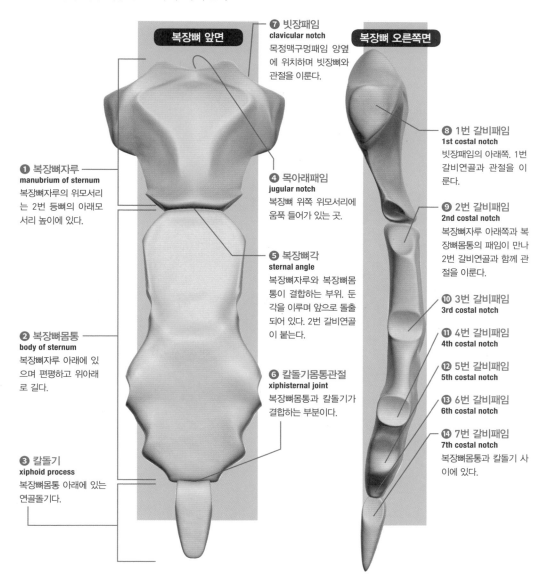

복장뼈 앞면

복장뼈 오른쪽면

❼ 빗장패임
clavicular notch
목정맥구멍패임 양옆에 위치하며 빗장뼈와 관절을 이룬다.

❶ 복장뼈자루
manubrium of sternum
복장뼈자루의 위모서리는 2번 등뼈의 아래모서리 높이에 있다.

❹ 목아래패임
jugular notch
복장뼈 위쪽 위모서리에 움푹 들어가 있는 곳.

❺ 복장뼈각
sternal angle
복장뼈자루와 복장뼈몸통이 결합하는 부위. 둔각을 이루며 앞으로 돌출되어 있다. 2번 갈비연골이 붙는다.

❷ 복장뼈몸통
body of sternum
복장뼈자루 아래에 있으며 편평하고 위아래로 길다.

❻ 칼돌기몸통관절
xiphisternal joint
복장뼈몸통과 칼돌기가 결합하는 부분이다.

❸ 칼돌기
xiphoid process
복장뼈몸통 아래에 있는 연골돌기다.

❽ 1번 갈비패임
1st costal notch
빗장패임의 아래쪽. 1번 갈비연골과 관절을 이룬다.

❾ 2번 갈비패임
2nd costal notch
복장뼈자루 아래쪽과 복장뼈몸통의 패임이 만나 2번 갈비연골과 함께 관절을 이룬다.

❿ 3번 갈비패임
3rd costal notch

⓫ 4번 갈비패임
4th costal notch

⓬ 5번 갈비패임
5th costal notch

⓭ 6번 갈비패임
6th costal notch

⓮ 7번 갈비패임
7th costal notch
복장뼈몸통과 칼돌기 사이에 있다.

갈비뼈 *ribs*

위치와 특징

가슴우리를 새장에 비유했을 때 철창에 해당하는 부분이다. 활 모양의 납작뼈로 복장뼈(85쪽), 등뼈(92쪽)와 함께 가슴우리(84쪽)를 구성한다. 갈비뼈는 갈비뼈머리(**⑤**), 갈비뼈몸통(**⑧**), 갈비뼈목(**⑪**), 갈비뼈결절(**⑬**)로 이루어져 있으며 총 12쌍이 있다.

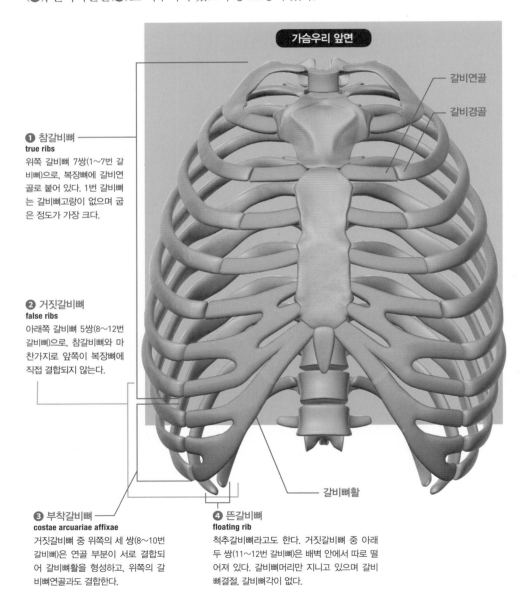

가슴우리 앞면

갈비연골

갈비경골

❶ 참갈비뼈
true ribs
위쪽 갈비뼈 7쌍(1~7번 갈비뼈)으로, 복장뼈에 갈비연골로 붙어 있다. 1번 갈비뼈는 갈비뼈고랑이 없으며 굽은 정도가 가장 크다.

❷ 거짓갈비뼈
false ribs
아래쪽 갈비뼈 5쌍(8~12번 갈비뼈)으로, 참갈비뼈와 마찬가지로 앞쪽이 복장뼈에 직접 결합되지 않는다.

갈비뼈활

❸ 부착갈비뼈
costae arcuariae affixae
거짓갈비뼈 중 위쪽의 세 쌍(8~10번 갈비뼈)은 연골 부분이 서로 결합되어 갈비뼈활을 형성하고, 위쪽의 갈비뼈연골과도 결합한다.

❹ 뜬갈비뼈
floating rib
척추갈비뼈라고도 한다. 거짓갈비뼈 중 아래 두 쌍(11~12번 갈비뼈)은 배벽 안에서 따로 떨어져 있다. 갈비뼈머리만 지니고 있으며 갈비뼈결절, 갈비뼈각이 없다.

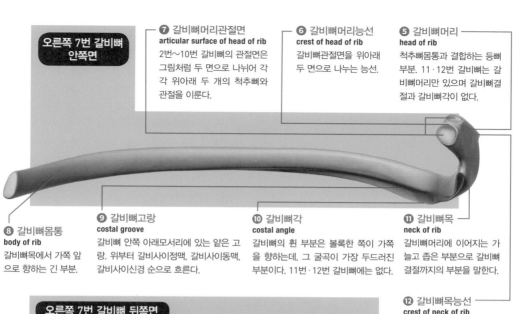

오른쪽 7번 갈비뼈
안쪽면

7 갈비뼈머리관절면
articular surface of head of rib
2번~10번 갈비뼈의 관절면은
그림처럼 두 면으로 나뉘어 각
각 위아래 두 개의 척추뼈와
관절을 이룬다.

6 갈비뼈머리능선
crest of head of rib
갈비뼈관절면을 위아래
두 면으로 나누는 능선.

5 갈비뼈머리
head of rib
척추뼈몸통과 결합하는 등뼈
부분. 11·12번 갈비뼈는 갈
비뼈머리만 있으며 갈비뼈결
절과 갈비뼈각이 없다.

8 갈비뼈몸통
body of rib
갈비뼈목에서 가쪽 앞
으로 향하는 긴 부분.

9 갈비뼈고랑
costal groove
갈비뼈 안쪽 아래모서리에 있는 얕은 고
랑. 위부터 갈비사이정맥, 갈비사이동맥,
갈비사이신경 순으로 흐른다.

10 갈비뼈각
costal angle
갈비뼈의 휜 부분은 볼록한 쪽이 가쪽
을 향하는데, 그 굴곡이 가장 두드러진
부분이다. 11번·12번 갈비뼈에는 없다.

11 갈비뼈목
neck of rib
갈비뼈머리에 이어지는 가
늘고 좁은 부분으로 갈비
뼈결절까지의 부분을 말한다.

12 갈비뼈목능선
crest of neck of rib
갈비뼈목 위의 뾰족한 모서리
부분.

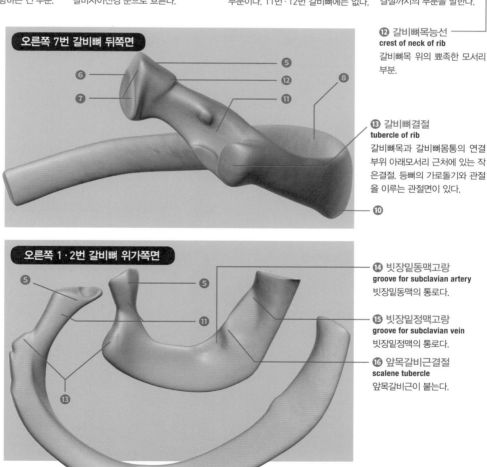

오른쪽 7번 갈비뼈 뒤쪽면

13 갈비뼈결절
tubercle of rib
갈비뼈목과 갈비뼈몸통의 연결
부위 아래모서리 근처에 있는 작
은결절. 등뼈의 가로돌기와 관절
을 이루는 관절면이 있다.

오른쪽 1·2번 갈비뼈 위가쪽면

14 빗장밑동맥고랑
groove for subclavian artery
빗장밑동맥의 통로다.

15 빗장밑정맥고랑
groove for subclavian vein
빗장밑정맥의 통로다.

16 앞목갈비근결절
scalene tubercle
앞목갈비근이 붙는다.

목뼈 *cervical vertebra*

위치와 특징

척주에서 위쪽부터 7개 척추뼈로 구성된 목의 뼈다. 목뼈 중에서 1번 목뼈(고리뼈)와 2번 목뼈(중쇠뼈)는 독특한 형태를 띠므로 90~91쪽에서 따로 설명한다. 여기서는 일반적인 3번~7번 목뼈의 형태를 소개한다.

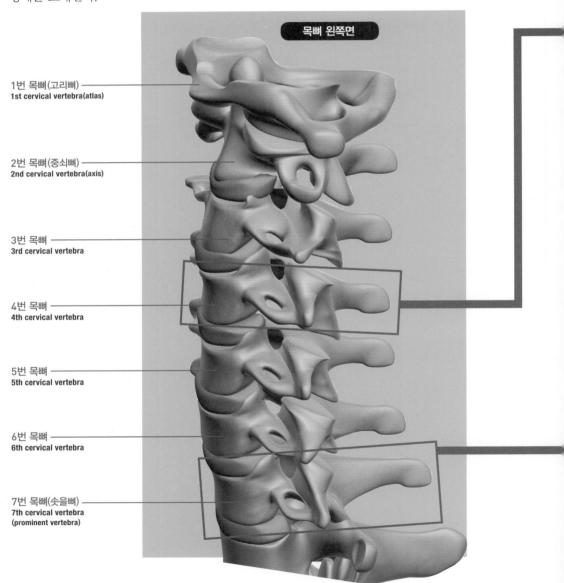

목뼈 왼쪽면

1번 목뼈(고리뼈)
1st cervical vertebra(atlas)

2번 목뼈(중쇠뼈)
2nd cervical vertebra(axis)

3번 목뼈
3rd cervical vertebra

4번 목뼈
4th cervical vertebra

5번 목뼈
5th cervical vertebra

6번 목뼈
6th cervical vertebra

7번 목뼈(솟을뼈)
7th cervical vertebra
(prominent vertebra)

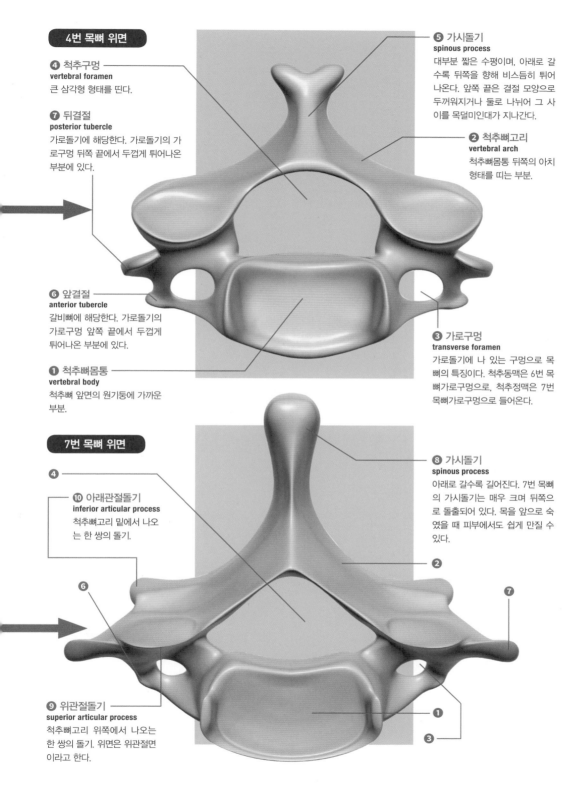

❺ 가시돌기
spinous process
대부분 짧은 수평이며, 아래로 갈
수록 뒤쪽을 향해 비스듬히 튀어
나온다. 앞쪽 끝은 결절 모양으로
두꺼워지거나 둘로 나뉘어 그 사
이를 목덜미인대가 지나간다.

❹ 척추구멍
vertebral foramen
큰 삼각형 형태를 띤다.

❼ 뒤결절
posterior tubercle
가로돌기에 해당한다. 가로돌기의 가
로구멍 뒤쪽 끝에서 두껍게 튀어나온
부분에 있다.

❷ 척추뼈고리
vertebral arch
척추뼈몸통 뒤쪽의 아치
형태를 띠는 부분.

❻ 앞결절
anterior tubercle
갈비뼈에 해당한다. 가로돌기의
가로구멍 앞쪽 끝에서 두껍게
튀어나온 부분에 있다.

❶ 척추뼈몸통
vertebral body
척추뼈 앞면의 원기둥에 가까운
부분.

❸ 가로구멍
transverse foramen
가로돌기에 나 있는 구멍으로 목
뼈의 특징이다. 척추동맥은 6번 목
뼈가로구멍으로, 척추정맥은 7번
목뼈가로구멍으로 들어온다.

❹

❿ 아래관절돌기
inferior articular process
척추뼈고리 밑에서 나오
는 한 쌍의 돌기.

❽ 가시돌기
spinous process
아래로 갈수록 길어진다. 7번 목뼈
의 가시돌기는 매우 크며 뒤쪽으
로 돌출되어 있다. 목을 앞으로 숙
였을 때 피부에서도 쉽게 만질 수
있다.

❷

❻

❼

❾ 위관절돌기
superior articular process
척추뼈고리 위쪽에서 나오는
한 쌍의 돌기. 위면은 위관절면
이라고 한다.

❶

❸

고리뼈 *atlas*

위치와 특징

고리뼈는 척주(82쪽) 맨 위에 있는 1번 척추뼈다. 고리 모양을 하고 있으며 큰 척추구멍이 있다. 일반적인 척추뼈(83쪽)에 있는 척추뼈몸통과 가시돌기가 없다는 점도 특징이다.

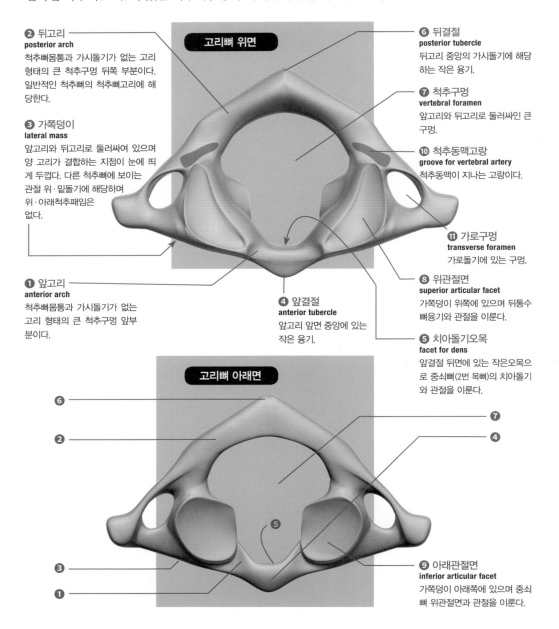

❷ 뒤고리
posterior arch
척추뼈몸통과 가시돌기가 없는 고리
형태의 큰 척추구멍 뒤쪽 부분이다.
일반적인 척추뼈의 척추뼈고리에 해
당한다.

❸ 가쪽덩이
lateral mass
앞고리와 뒤고리로 둘러싸여 있으며
양 고리가 결합하는 지점이 눈에 띄
게 두껍다. 다른 척추뼈에 보이는
관절 위·밑돌기에 해당하며
위·아래척추패임은
없다.

❶ 앞고리
anterior arch
척추뼈몸통과 가시돌기가 없는
고리 형태의 큰 척추구멍 앞부
분이다.

고리뼈 위면

❹ 앞결절
anterior tubercle
앞고리 앞면 중앙에 있는
작은 융기.

❻ 뒤결절
posterior tubercle
뒤고리 중앙의 가시돌기에 해당
하는 작은 융기.

❼ 척추구멍
vertebral foramen
앞고리와 뒤고리로 둘러싸인 큰
구멍.

❿ 척추동맥고랑
groove for vertebral artery
척추동맥이 지나는 고랑이다.

⓫ 가로구멍
transverse foramen
가로돌기에 있는 구멍.

❽ 위관절면
superior articular facet
가쪽덩이 위쪽에 있으며 뒤통수
뼈융기와 관절을 이룬다.

❺ 치아돌기오목
facet for dens
앞결절 뒤면에 있는 작은오목으
로 중쇠뼈(2번 목뼈)의 치아돌기
와 관절을 이룬다.

고리뼈 아래면

❾ 아래관절면
inferior articular facet
가쪽덩이 아래쪽에 있으며 중쇠
뼈 위관절면과 관절을 이룬다.

중쇠뼈 *axis*

위치와 특징

중쇠뼈는 척주 위에서 두 번째에 있는 2번 목뼈다. 고리뼈(90쪽)와 마찬가지로 다른 척추뼈와 모양이 다르며 큰돌기인 치아돌기(❹)가 있다는 것이 특징이다.

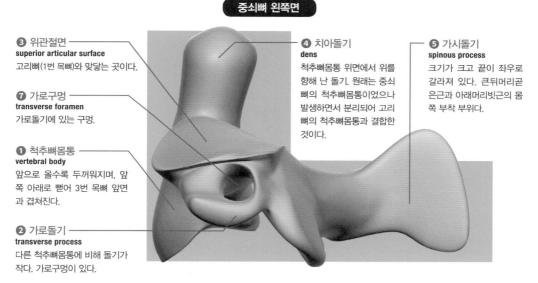

중쇠뼈 왼쪽면

❸ **위관절면**
superior articular surface
고리뼈(1번 목뼈)와 맞닿는 곳이다.

❼ **가로구멍**
transverse foramen
가로돌기에 있는 구멍.

❶ **척추뼈몸통**
vertebral body
앞으로 올수록 두꺼워지며, 앞쪽 아래로 뻗어 3번 목뼈 앞면과 겹쳐진다.

❷ **가로돌기**
transverse process
다른 척추뼈몸통에 비해 돌기가 작다. 가로구멍이 있다.

❹ **치아돌기**
dens
척추뼈몸통 위면에서 위를 향해 난 돌기. 원래는 중쇠뼈의 척추뼈몸통이었으나 발생하면서 분리되어 고리뼈의 척추뼈몸통과 결합한 것이다.

❺ **가시돌기**
spinous process
크기가 크고 끝이 좌우로 갈라져 있다. 큰뒤머리곧은근과 아래머리빗근의 몸쪽 부착 부위다.

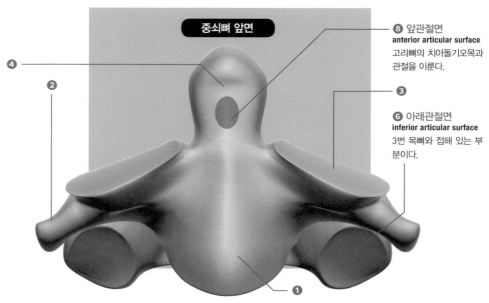

중쇠뼈 앞면

❽ **앞관절면**
anterior articular surface
고리뼈의 치아돌기오목과 관절을 이룬다.

❸

❻ **아래관절면**
inferior articular surface
3번 목뼈와 접해 있는 부분이다.

등뼈 *thoracic vertebra*

위치와 특징

등뼈는 목뼈 아래로 줄지어 있는 12개의 척추뼈로, 가장 일반적인 척추뼈 형태를 하고 있다. 척추뼈몸통 옆면에는 갈비뼈(86쪽)와 관절을 이루는 작은관절면인 갈비오목(❷)이 있는데, 어떤 등뼈냐에 따라 갈비뼈와 관절을 이루는 상태가 달라진다.

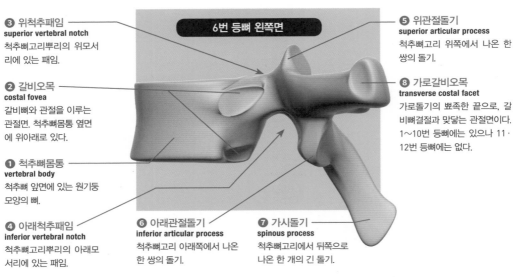

6번 등뼈 왼쪽면

❸ 위척추패임
superior vertebral notch
척추뼈고리뿌리의 위모서리에 있는 패임.

❷ 갈비오목
costal fovea
갈비뼈와 관절을 이루는 관절면. 척추뼈몸통 옆면에 위아래로 있다.

❶ 척추뼈몸통
vertebral body
척추뼈 앞면에 있는 원기둥 모양의 뼈.

❹ 아래척추패임
inferior vertebral notch
척추뼈고리뿌리의 아래모서리에 있는 패임.

❺ 위관절돌기
superior articular process
척추뼈고리 위쪽에서 나온 한 쌍의 돌기.

❽ 가로갈비오목
transverse costal facet
가로돌기의 뾰족한 끝으로, 갈비뼈결절과 맞닿는 관절면이다. 1~10번 등뼈에는 있으나 11·12번 등뼈에는 없다.

❻ 아래관절돌기
inferior articular process
척추뼈고리 아래쪽에서 나온 한 쌍의 돌기.

❼ 가시돌기
spinous process
척추뼈고리에서 뒤쪽으로 나온 한 개의 긴 돌기.

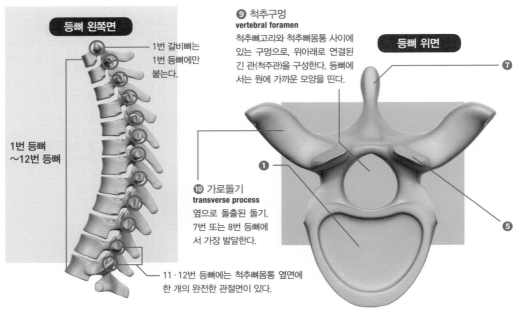

등뼈 왼쪽면

1번 갈비뼈는 1번 등뼈에만 붙는다.

1번 등뼈 ~12번 등뼈

11·12번 등뼈에는 척추뼈몸통 옆면에 한 개의 완전한 관절면이 있다.

❾ 척추구멍
vertebral foramen
척추뼈고리와 척추뼈몸통 사이에 있는 구멍으로, 위아래로 연결된 긴 관(척주관)을 구성한다. 등뼈에서는 원에 가까운 모양을 띤다.

등뼈 위면

❿ 가로돌기
transverse process
옆으로 돌출된 돌기. 7번 또는 8번 등뼈에서 가장 발달한다.

허리뼈 _lumbar vertebra_

위치와 특징

허리뼈는 등뼈(92쪽) 밑에 위치하는 다섯 개의 척추뼈로, 척추뼈에서 가장 크다. 등뼈와 달리 갈비뼈가 지지하고 있지 않아 구조가 불안정하며 역학적으로도 부담이 큰 부분이다.

허리뼈 위면

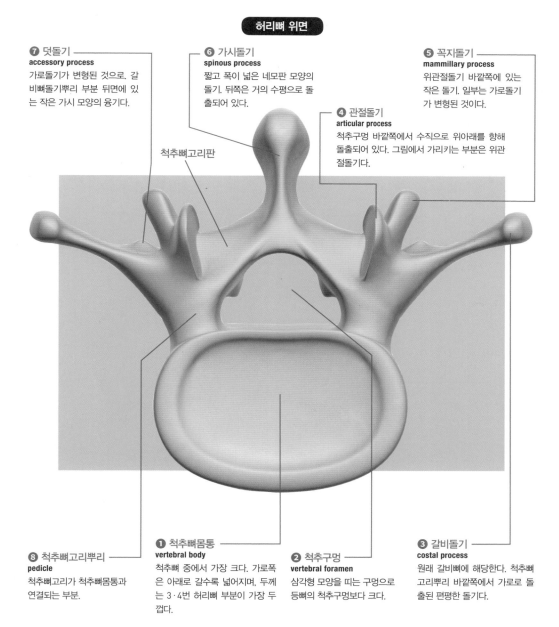

❼ 덧돌기
accessory process
가로돌기가 변형된 것으로, 갈비뼈돌기뿌리 부분 뒤면에 있는 작은 가시 모양의 융기다.

❻ 가시돌기
spinous process
짧고 폭이 넓은 네모판 모양의 돌기. 뒤쪽은 거의 수평으로 돌출되어 있다.

척추뼈고리판

❺ 꼭지돌기
mammillary process
위관절돌기 바깥쪽에 있는 작은 돌기. 일부는 가로돌기가 변형된 것이다.

❹ 관절돌기
articular process
척추구멍 바깥쪽에서 수직으로 위아래를 향해 돌출되어 있다. 그림에서 가리키는 부분은 위관절돌기다.

❽ 척추뼈고리뿌리
pedicle
척추뼈고리가 척추뼈몸통과 연결되는 부분.

❶ 척추뼈몸통
vertebral body
척추뼈 중에서 가장 크다. 가로폭은 아래로 갈수록 넓어지며, 두께는 3·4번 허리뼈 부분이 가장 두껍다.

❷ 척추구멍
vertebral foramen
삼각형 모양을 띠는 구멍으로 등뼈의 척추구멍보다 크다.

❸ 갈비돌기
costal process
원래 갈비뼈에 해당한다. 척추뼈고리뿌리 바깥쪽에서 가로로 돌출된 편평한 돌기다.

엉치뼈와 꼬리뼈 *sacrum and coccyx*

위치와 특징

엉치뼈는 척주(82쪽) 맨 아래에 있는 척추뼈의 일부로 역삼각형 형태를 띠고 있다. 5개의 엉치척추뼈와 여기에 딸린 갈비뼈 조각 및 인대가 결합해 형성되며 남성보다 여성의 폭이 넓다. 꼬리뼈는 꽁무니뼈라고도 불리는 척추뼈의 일종이다. 사람과 달리 네발 동물은 이 꼬리뼈에 기반한 꼬리 형태를 제대로 갖추고 있다.

엉치뼈와 꼬리뼈 앞면

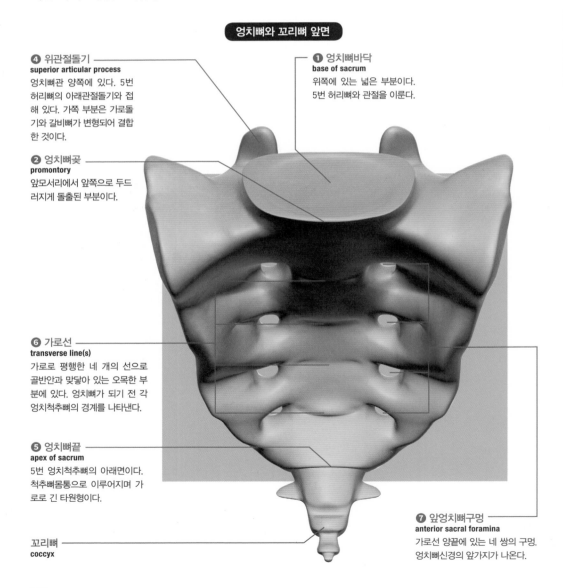

❹ 위관절돌기
superior articular process
엉치뼈관 양쪽에 있다. 5번 허리뼈의 아래관절돌기와 접해 있다. 가쪽 부분은 가로돌기와 갈비뼈가 변형되어 결합한 것이다.

❷ 엉치뼈곶
promontory
앞모서리에서 앞쪽으로 두드러지게 돌출된 부분이다.

❻ 가로선
transverse line(s)
가로로 평행한 네 개의 선으로 골반안과 맞닿아 있는 오목한 부분에 있다. 엉치뼈가 되기 전 각 엉치척추뼈의 경계를 나타낸다.

❺ 엉치뼈끝
apex of sacrum
5번 엉치척추뼈의 아래면이다. 척추뼈몸통으로 이루어지며 가로로 긴 타원형이다.

꼬리뼈
coccyx

❶ 엉치뼈바닥
base of sacrum
위쪽에 있는 넓은 부분이다. 5번 허리뼈와 관절을 이룬다.

❼ 앞엉치뼈구멍
anterior sacral foramina
가로선 양끝에 있는 네 쌍의 구멍. 엉치뼈신경의 앞가지가 나온다.

❸ 엉치뼈관
sacral canal
위쪽 끝면의 뒤쪽에 있으며 1번 엉치
척추뼈의 척추구멍에 해당하는 세모
난 구멍. 앞·뒤엉치뼈구멍과 척추사
이구멍을 향해 나 있다.

엉치뼈 뒤면

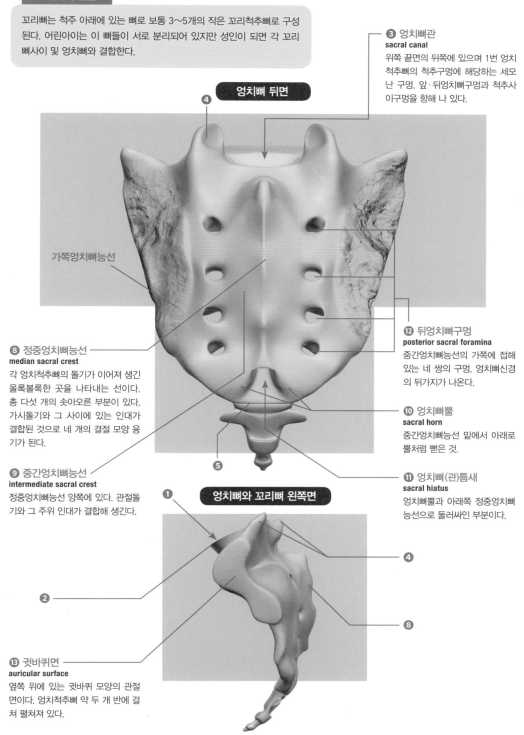

가쪽엉치뼈능선

❶⓶ 뒤엉치뼈구멍
posterior sacral foramina
중간엉치뼈능선의 가쪽에 접해
있는 네 쌍의 구멍. 엉치뼈신경
의 뒤가지가 나온다.

❽ 정중엉치뼈능선
median sacral crest
각 엉치척추뼈의 돌기가 이어져 생긴
올록볼록한 곳을 나타내는 선이다.
총 다섯 개의 솟아오른 부분이 있다.
가시돌기와 그 사이에 있는 인대가
결합된 것으로 네 개의 결절 모양 융
기가 된다.

❿ 엉치뼈뿔
sacral horn
중간엉치뼈능선 밑에서 아래로
뿔처럼 뻗은 것.

❾ 중간엉치뼈능선
intermediate sacral crest
정중엉치뼈능선 양쪽에 있다. 관절돌
기와 그 주위 인대가 결합해 생긴다.

⓫ 엉치뼈(관)틈새
sacral hiatus
엉치뼈뿔과 아래쪽 정중엉치뼈
능선으로 둘러싸인 부분이다.

엉치뼈와 꼬리뼈 왼쪽면

⓭ 귓바퀴면
auricular surface
옆쪽 위에 있는 귓바퀴 모양의 관절
면이다. 엉치척추뼈 약 두 개 반에 걸
쳐 펼쳐져 있다.

요통과 노인골절

급성요추염좌

허리를 삐끗해서 생기는 급성요추염좌는 허리 통증의 대명사라고 할 정도로 흔하다. 유럽에서도 '마녀의 일격(Hexenschuss)'이라고 불릴 만큼 고생하는 사람이 많다.

급성요추염좌는 어떤 동작을 한 순간 통증이 생기는 급성 허리통증의 총칭이다. 현재는 척추사이원반의 단열(斷裂)을 비롯해 근육과 근막성 장애, 척추사이관절 장애가 여기에 해당한다고 볼 수 있으나 명확한 정의는 없다.

그중에서도 척추원반탈출(추간판헤르니아)는 급성요추염좌의 대표적인 질환으로 꼽히며 흔히 디스크(disk)라고도 불린다. 무거운 것을 들어 올리는 동작을 할 때나 몸을 앞으로 굽혔다가 펼 때, 손상된 척추사이원반(추간판)에서 수핵이 새어 나와 허리와 다리에 통증을 일으킨다.

척추원반이 손상되는 이유는 척추사이원반이 척추뼈사이에 있어 아래로 갈수록 물리적 스트레스를 받는다는 점, 과도한 허리뼈의 굽힘·폄·돌림 동작으로 부담이 커져 섬유고리 뒤쪽에 균열이나 단열이 생긴다는 점 등이 있다. 이렇게 손상된 부위에서 수핵이 뒤쪽으로 새어 나오는 것이다. 헤르니아(hernia)라는 단어에는 '새어 나온다'는 의미가 있다.

이 '새어 나오는' 것에도 연령에 따라 차이가 있다. 젊은이들은 수핵이 나오는 반면, 고령자는 척추원반 전체가 한 덩어리로 빠져나와 신경뿌리를 압박해 증상을 일으킨다. 예전에는 '노인은 척추사이원반에 수분이 부족해 탈출증이 생기지 않는다'는 주장도 있었지만, 현재는 신빙성이 떨어지는 학설이다.

척추뼈몸통 압박골절

노인이 넘어져서 발생하는 골절 중 거동을 어렵게 하는 것으로 '척추뼈몸통 압박골절'이 있다. 이것은 엉덩방아를 찧었을 때 몸을 굽힌 자세로 떨어져, 척추뼈몸통 부분이 압박되어 다치는 경우가 많다. 가슴과 허리의 연결 부위에 통증을 호소하는 경우가 보통 여기에 속한다. 노인골절이 특히 많이 발생하는 이유가 골다공증 때문이라는 이야기도 있다.

넘어지거나 부딪히는 사고는 거실이나 침실처럼 본인이 늘 생활하는 공간에서 일어난다는 보고도 있어 늘 주의해야 한다.

제 5 장

머리뼈

Skull

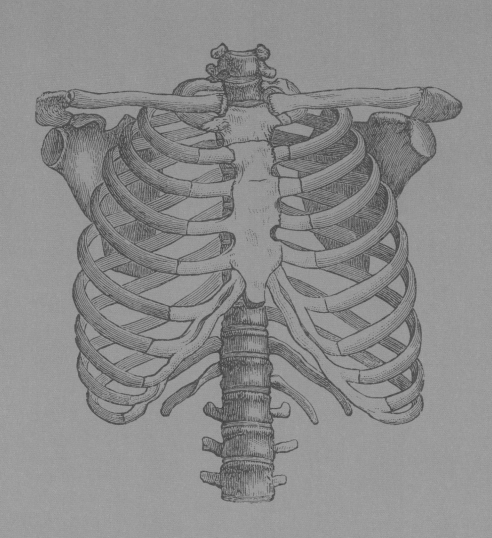

머리뼈의 구조

머리뼈는 척주 상단에 위치하며 뇌머리뼈와 얼굴뼈로 구분할 수 있다.(아래 그림 참조) 뼈에 따라 좌우 머리뼈처럼 2개가 쌍을 이루는 것과 쌍 없이 단일로 존재하는 것이 있으며, 종류와 개수는 15종 23개다. 이 중 아래턱뼈와 목뿔뼈는 가동성이 있다.

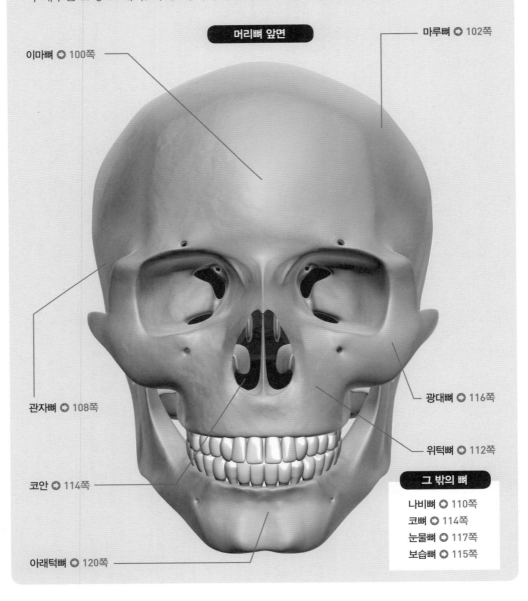

머리뼈 앞면

이마뼈 ◐ 100쪽

마루뼈 ◐ 102쪽

관자뼈 ◐ 108쪽

코안 ◐ 114쪽

광대뼈 ◐ 116쪽

위턱뼈 ◐ 112쪽

아래턱뼈 ◐ 120쪽

그 밖의 뼈

나비뼈 ◐ 110쪽
코뼈 ◐ 114쪽
눈물뼈 ◐ 117쪽
보습뼈 ◐ 115쪽

뇌머리뼈의 종류와 개수

- 이마뼈 1개
- 뒤통수뼈 1개
- 나비뼈 1개
- 마루뼈 2개
- 관자뼈 2개
- 벌집뼈 1개

얼굴뼈의 종류와 개수

- 코뼈 2개
- 보습뼈 1개
- 눈물뼈 2개
- 아래코선반뼈 2개
- 위턱뼈 2개
- 광대뼈 2개
- 입천장뼈 2개
- 아래턱뼈 1개
- 목뿔뼈 1개

머리뼈 대각선 왼쪽면

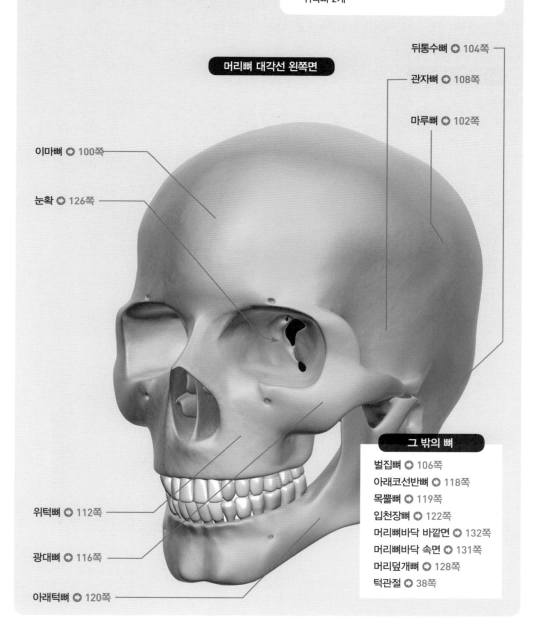

뒤통수뼈 **○** 104쪽

관자뼈 **○** 108쪽

마루뼈 **○** 102쪽

이마뼈 **○** 100쪽

눈확 **○** 126쪽

위턱뼈 **○** 112쪽

광대뼈 **○** 116쪽

아래턱뼈 **○** 120쪽

그 밖의 뼈

벌집뼈 **○** 106쪽
아래코선반뼈 **○** 118쪽
목뿔뼈 **○** 119쪽
입천장뼈 **○** 122쪽
머리뼈바닥 바깥면 **○** 132쪽
머리뼈바닥 속면 **○** 131쪽
머리덮개뼈 **○** 128쪽
턱관절 **○** 38쪽

이마뼈 *frontal bone*

위치와 특징

뇌머리뼈의 앞벽을 형성한다. 뒤쪽에서는 마루뼈(102쪽), 나비뼈(110쪽)와 접해 있으며, 아래쪽은
광대뼈(116쪽), 나비뼈, 벌집뼈(106쪽), 눈물뼈(117쪽), 위턱뼈(112쪽), 코뼈(114쪽)와 접해 있다. 이
마뼈는 이마뼈비늘, 눈확(안와), 코의 세 부분으로 나눌 수 있다.

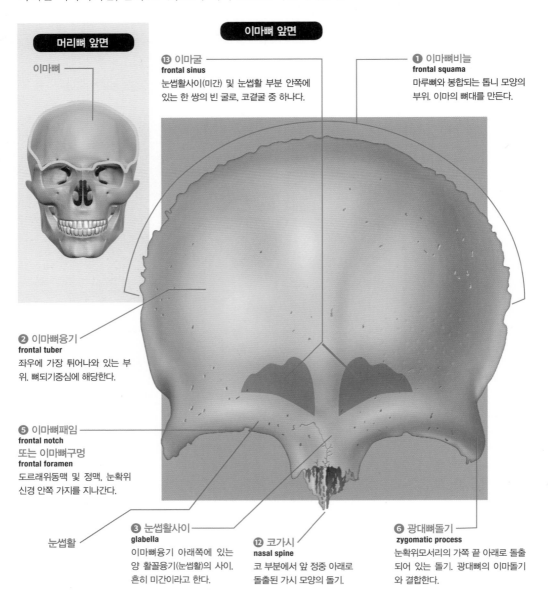

머리뼈 앞면

이마뼈

이마뼈 앞면

⑬ 이마굴
frontal sinus
눈썹활사이(미간) 및 눈썹활 부분 안쪽에
있는 한 쌍의 빈 굴로, 코곁굴 중 하나다.

❶ 이마뼈비늘
frontal squama
마루뼈와 봉합되는 톱니 모양의
부위. 이마의 뼈대를 만든다.

❷ 이마뼈융기
frontal tuber
좌우에 가장 튀어나와 있는 부
위. 뼈되기중심에 해당한다.

❺ 이마뼈패임
frontal notch
또는 **이마뼈구멍**
frontal foramen
도르래위동맥 및 정맥, 눈확위
신경 안쪽 가지를 지나간다.

눈썹활

❸ 눈썹활사이
glabella
이마뼈융기 아래쪽에 있는
양 활꼴융기(눈썹활)의 사이.
흔히 미간이라고 한다.

⑫ 코가시
nasal spine
코 부분에서 앞 정중 아래로
돌출된 가시 모양의 돌기.

❻ 광대뼈돌기
zygomatic process
눈확위모서리의 가쪽 끝 아래로 돌출
되어 있는 돌기. 광대뼈의 이마돌기
와 결합한다.

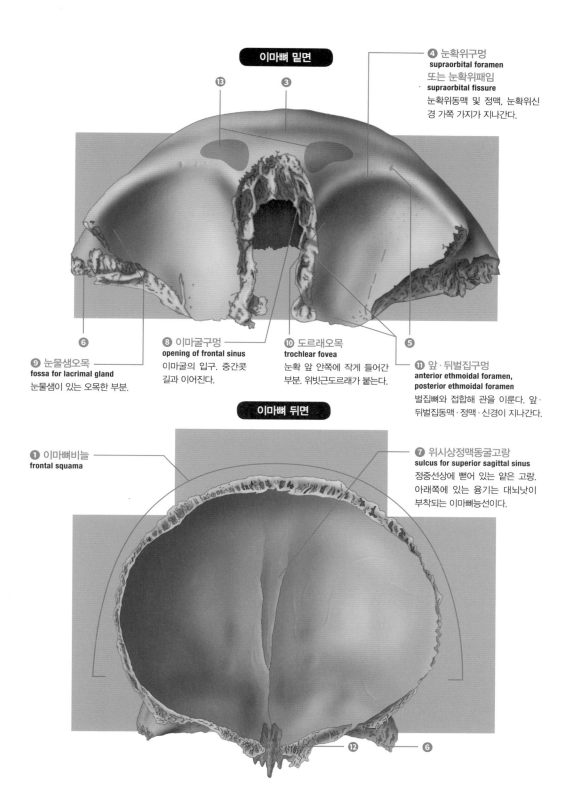

이마뼈 밑면

⑬

③

④ 눈확위구멍
supraorbital foramen
또는 **눈확위패임**
supraorbital fissure
눈확위동맥 및 정맥, 눈확위신
경 가쪽 가지가 지나간다.

⑥

⑨ 눈물샘오목
fossa for lacrimal gland
눈물샘이 있는 오목한 부분.

⑧ 이마굴구멍
opening of frontal sinus
이마굴의 입구. 중간콧
길과 이어진다.

⑩ 도르래오목
trochlear fovea
눈확 앞 안쪽에 작게 들어간
부분. 위빗근도르래가 붙는다.

⑤

⑪ 앞·뒤벌집집구멍
anterior ethmoidal foramen,
posterior ethmoidal foramen
벌집뼈와 접합해 관을 이룬다. 앞·
뒤벌집집동맥·정맥·신경이 지나간다.

이마뼈 뒤면

① 이마뼈비늘
frontal squama

⑦ 위시상정맥동굴고랑
sulcus for superior sagittal sinus
정중선상에 뻗어 있는 얕은 고랑.
아래쪽에 있는 융기는 대뇌낫이
부착되는 이마뼈능선이다.

⑫

⑥

마루뼈 *parietal bone*

위치와 특징

납작뼈로 뇌머리뼈의 천장을 만든다. 각각 반대쪽 마루뼈와 시상봉합, 이마뼈(100쪽)와 이마봉합, 뒤통수뼈(104쪽)와 시옷봉합으로 접합한다. 또 아래모서리 앞부분에서는 나비뼈(110쪽)와, 중간·뒤부분에서는 관자뼈(108쪽)와 비늘봉합으로 접합한다. (봉합에 관한 설명은 22쪽, 128쪽 참조)

오른쪽 마루뼈 겉면

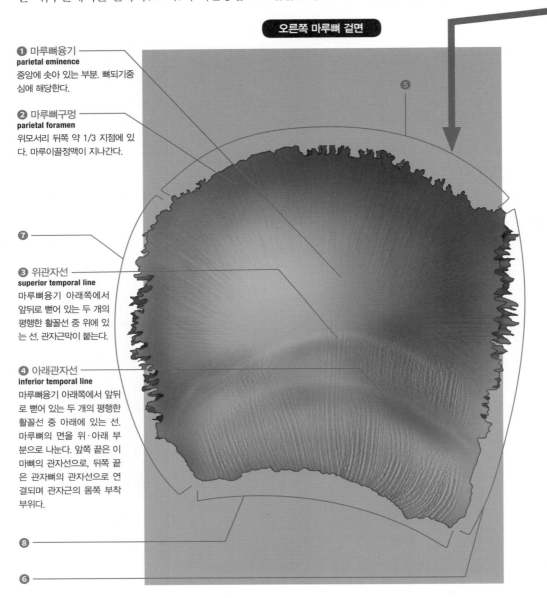

❶ 마루뼈융기
parietal eminence
중앙에 솟아 있는 부분. 뼈되기중심에 해당한다.

❷ 마루뼈구멍
parietal foramen
위모서리 뒤쪽 약 1/3 지점에 있다. 마루이끌정맥이 지나간다.

❸ 위관자선
superior temporal line
마루뼈융기 아래쪽에서 앞뒤로 뻗어 있는 두 개의 평행한 활꼴선 중 위에 있는 선. 관자근막이 붙는다.

❹ 아래관자선
inferior temporal line
마루뼈융기 아래쪽에서 앞뒤로 뻗어 있는 두 개의 평행한 활꼴선 중 아래에 있는 선. 마루뼈의 면을 위·아래 부분으로 나눈다. 앞쪽 끝은 이마뼈의 관자선으로, 뒤쪽 끝은 관자뼈의 관자선으로 연결되며 관자근의 몸쪽 부착부위다.

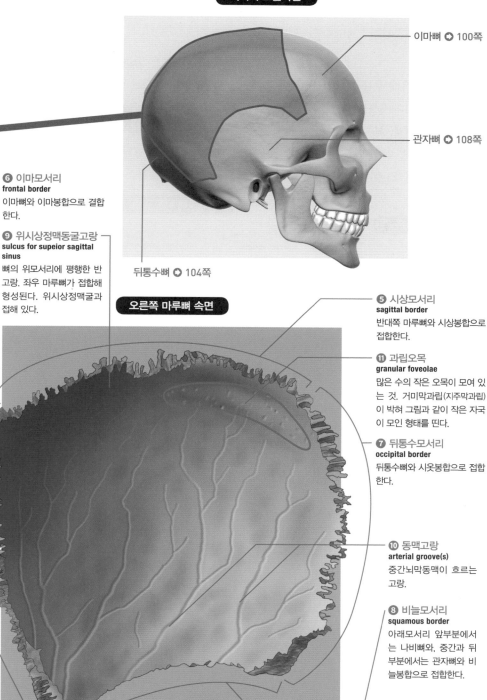

머리뼈 오른쪽면

이마뼈 **⊙** 100쪽

관자뼈 **⊙** 108쪽

⑥ 이마모서리
frontal border
이마뼈와 이마봉합으로 결합
한다.

⑨ 위시상정맥동굴고랑
sulcus for supeior sagittal sinus
뼈의 위모서리에 평행한 반
고랑. 좌우 마루뼈가 접합해
형성된다. 위시상정맥굴과
접해 있다.

뒤통수뼈 **⊙** 104쪽

오른쪽 마루뼈 속면

⑤ 시상모서리
sagittal border
반대쪽 마루뼈와 시상봉합으로
접합한다.

⑪ 과립오목
granular foveolae
많은 수의 작은 오목이 모여 있
는 것. 거미막과립(지주막과립)
이 박혀 그림과 같이 작은 자국
이 모인 형태를 띤다.

⑦ 뒤통수모서리
occipital border
뒤통수뼈와 시옷봉합으로 접합
한다.

⑩ 동맥고랑
arterial groove(s)
중간뇌막동맥이 흐르는
고랑.

⑧ 비늘모서리
squamous border
아래모서리 앞부분에서
는 나비뼈와, 중간과 뒤
부분에서는 관자뼈와 비
늘봉합으로 접합한다.

머리뼈 **103**

뒤통수뼈 *occipital bone*

위치와 특징

머리뼈 뒤쪽 아래 부분을 형성하며 1번 목뼈인 고리뼈(90쪽)와 관절을 이룬다. 뒤통수 쪽에는 타원 모양의 큰구멍(대후두공)이 있어 척주관과 머리뼈 안을 연결한다. 숨뇌(연수), 척추동·정맥, 더부신경, 척수동·정맥, 척추정맥얼기, 1번 목신경이 지나간다. 앞쪽은 나비뼈(110쪽)에, 뒤쪽은 관자뼈(108쪽) 바위 부분에, 위쪽은 마루뼈(102쪽)에 각각 접합한다. 발생학적으로는 큰구멍을 기준으로 앞쪽인 바닥 부분, 옆쪽인 가쪽 부분, 뒤쪽인 뒤통수뼈비늘의 세 부분으로 나뉜다.

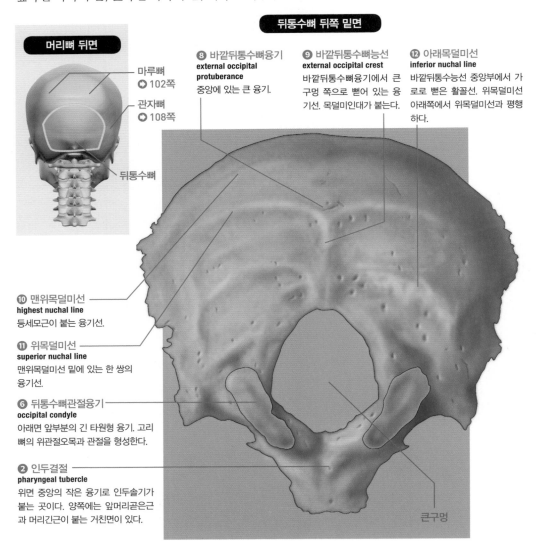

머리뼈 뒤면

마루뼈
➡ 102쪽

관자뼈
➡ 108쪽

뒤통수뼈

뒤통수뼈 뒤쪽 밑면

❽ 바깥뒤통수뼈융기
external occipital protuberance
중앙에 있는 큰 융기.

❾ 바깥뒤통수뼈능선
external occipital crest
바깥뒤통수뼈융기에서 큰 구멍 쪽으로 뻗어 있는 융기선. 목덜미인대가 붙는다.

⓬ 아래목덜미선
inferior nuchal line
바깥뒤통수능선 중앙부에서 가로로 뻗은 활꼴선. 위목덜미선 아래쪽에서 위목덜미선과 평행하다.

❿ 맨위목덜미선
highest nuchal line
등세모근이 붙는 융기선.

⓫ 위목덜미선
superior nuchal line
맨위목덜미선 밑에 있는 한 쌍의 융기선.

❻ 뒤통수뼈관절융기
occipital condyle
아래면 앞부분의 긴 타원형 융기. 고리뼈의 위관절오목과 관절을 형성한다.

❷ 인두결절
pharyngeal tubercle
위면 중앙의 작은 융기로 인두솔기가 붙는 곳이다. 양쪽에는 앞머리곧은근과 머리긴근이 붙는 거친면이 있다.

큰구멍

⑬ 십자융기
eminentia cruciformis
십자 모양의 융기. 교
차하는 부분은 속뒤통
수뼈융기라고 한다.

⑭ 위시상정맥동굴고랑
sulcus for superior sagittal sinus
십자융기 위로 뻗은 고랑.
위시상정맥굴이 지나간다.

⑰ 위뒤통수오목
superior occipital fossa
십자융기에 의해 나뉘는 위쪽
한 쌍의 함몰된 부분. 대뇌 뒤
통수엽(후두엽)이 자리한다.

⑮ 가로정맥동굴고랑
sulcus for transverse sinus
십자융기 좌우로 뻗은 고랑.
가로정맥굴이 통과한다.

⑱ 아래뒤통수오목
inferior occipital fossa
십자융기에 의해 나뉘는
아래쪽 한 쌍의 함몰된
부분. 소뇌가 자리한다.

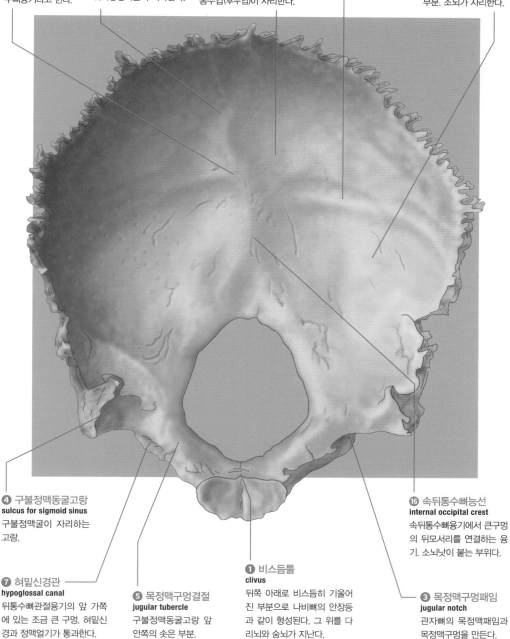

❹ 구불정맥동굴고랑
sulcus for sigmoid sinus
구불정맥굴이 자리하는
고랑.

❼ 혀밑신경관
hypoglossal canal
뒤통수뼈관절융기의 앞 가쪽
에 있는 조금 큰 구멍. 혀밑신
경과 정맥얼기가 통과한다.

❺ 목정맥구멍결절
jugular tubercle
구불정맥동굴고랑 앞
안쪽의 솟은 부분.

❶ 비스듬틀
clivus
뒤쪽 아래로 비스듬히 기울어
진 부분으로 나비뼈의 안장등
과 같이 형성된다. 그 위를 다
리뇌와 숨뇌가 지난다.

⑯ 속뒤통수뼈능선
internal occipital crest
속뒤통수뼈융기에서 큰구멍
의 뒤모서리를 연결하는 융
기. 소뇌낫이 붙는 부위다.

❸ 목정맥구멍패임
jugular notch
관자뼈의 목정맥패임과
목정맥구멍을 만든다.

벌집뼈 *ethmoid bone*

위치와 특징

이마뼈(100쪽)의 벌집패임 사이에 있는 이마뼈오목 중앙에 위치한다. 코안(124쪽) 및 눈확(126쪽) 벽을 구성하며 안쪽에는 공기를 포함한 빈 굴이 많다. 체판(❶), 수직판(❸), 벌집뼈미로(❹)의 세 부분으로 나뉜다.

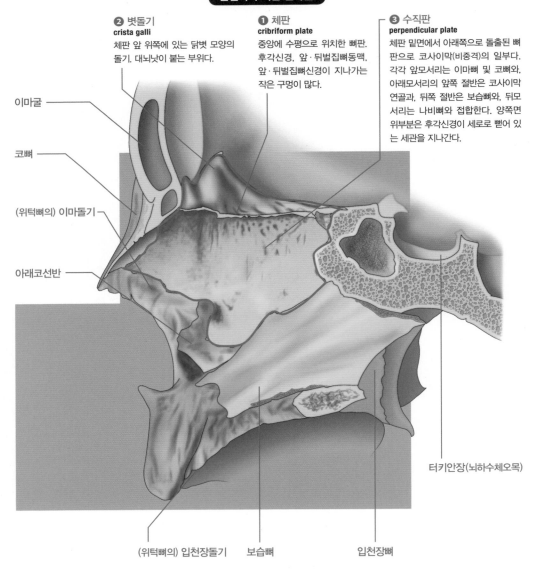

벌집뼈 수직판 왼쪽면

❷ 볏돌기
crista galli
체판 앞 위쪽에 있는 닭볏 모양의 돌기. 대뇌낫이 붙는 부위다.

❶ 체판
cribriform plate
중앙에 수평으로 위치한 뼈판. 후각신경, 앞·뒤벌집뼈동맥, 앞·뒤벌집뼈신경이 지나가는 작은 구멍이 많다.

❸ 수직판
perpendicular plate
체판 밑면에서 아래쪽으로 돌출된 뼈판으로 코사이막(비중격)의 일부다. 각각 앞모서리는 이마뼈 및 코뼈와, 아래모서리의 앞쪽 절반은 코사이막 연골과, 뒤쪽 절반은 보습뼈와, 뒤모서리는 나비뼈와 접합한다. 양쪽면 위부분은 후각신경이 세로로 뻗어 있는 세관을 지나간다.

이마굴

코뼈

(위턱뼈의) 이마돌기

아래코선반

터키안장(뇌하수체오목)

(위턱뼈의) 입천장돌기

보습뼈

입천장뼈

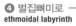

④ 벌집뼈미로
ethmoidal labyrinth
벌집뼈의 좌우를 형성하는 긴
육면체 형태의 뼈 덩이. 코안
의 가쪽 위와 눈확 안쪽벽 사
이를 메워 뼈대를 만든다.

❶

⑤ 앞벌집
anterior ethmoidal air cells
작은 뼈조각으로 둘러싸인
다수의 벌집굴로 속이 비어
있다. 보통 앞·중간·뒤의 세
부분으로 나뉘며 각 무리는
서로 통한다.

❸

④

⑦ 중간코선반
middle nasal concha
벌집뼈미로의 아래모서리에서 굵게
나온 부분. 테두리가 불규칙하며 가
쪽으로 살짝 휘어져 있다.

⑥ 눈확판
orbital plate
벌집 외벽에 있는 직사각형 모양의
얇고 넓적한 뼈판으로 눈확의 안쪽
벽이다. 앞모서리는 눈물뼈와, 뒤모
서리는 나비뼈와, 위모서리는 이마뼈
와, 아래모서리는 위턱뼈의 눈확 평
면과, 뒤쪽의 뿔은 입천장뼈와 접합
한다. 위모서리에 있는 두 개의 패임
은 이마뼈패임과 앞·뒤벌집구멍을
형성한다.

❷

❷

⑧ 위코선반
superior nasal concha
중간코선반 뒤쪽 위에 있다. 중간코
선반과의 사이에서 위콧길을 형성한
다.

❸　**❼**

관자뼈 *temporal bone*

위치와 특징

뇌머리뼈 바깥벽과 머리뼈바닥 일부를 구성한다. 나비뼈(110쪽), 마루뼈(102쪽), 뒤통수뼈(104쪽) 사이에 있다. 발생학적으로 보면 4개의 뼈가 합쳐져 생긴 것으로 비늘 부분, 바위(바위꼭지) 부분, 고실 부분의 세 구역으로 나뉜다.

바위 부분(⑦~⑩, ⑬)
petrous part
그림 왼쪽 아래의 꼭지돌기 부분과 그림 오른쪽 아래의 뿔체 부분으로 나뉜다. 내부에는 속귀가 있다.

고실 부분(⑪, ⑫)
tympanic part
바깥귀길의 앞 아래벽을 만드는 얇은 뼈판. 불규칙한 사각형을 띤다.

비늘 부분(①~⑥)
squamous part
관자뼈 바깥쪽 위의 조개껍데기처럼 생긴 부분. 앞쪽은 나비뼈와, 위쪽은 마루뼈와, 뒤쪽 아래는 바위뼈(관자뼈의 몸통 부위)와 접합한다.

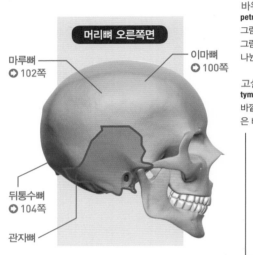

머리뼈 오른쪽면

마루뼈 〇 102쪽

이마뼈 〇 100쪽

뒤통수뼈 〇 104쪽

관자뼈

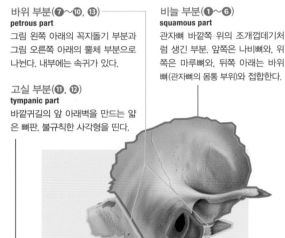

⑧ 구불정맥동굴고랑
sulcus for sigmoid sinus
꼭지돌기 부분 안쪽면의 오목한 곳. 뿔체 부분 소뇌 쪽(뒤면)과의 연결 부위에 활꼴고랑이 있으며 구불정맥굴이 지나간다. 위쪽은 뒤통수뼈의 가로정맥동굴고랑으로, 아래쪽은 목정맥구멍으로 이어진다.

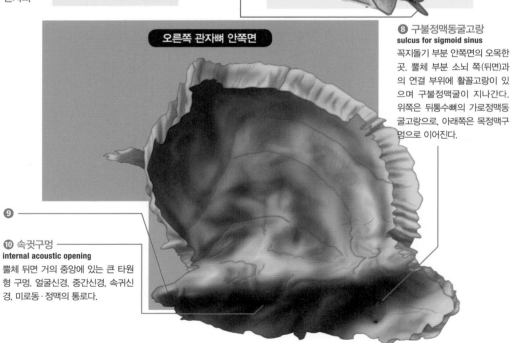

오른쪽 관자뼈 안쪽면

⑨

⑩ 속귓구멍
internal acoustic opening
뿔체 뒤면 거의 중앙에 있는 큰 타원형 구멍. 얼굴신경, 중간신경, 속귀신경, 미로동·정맥의 통로다.

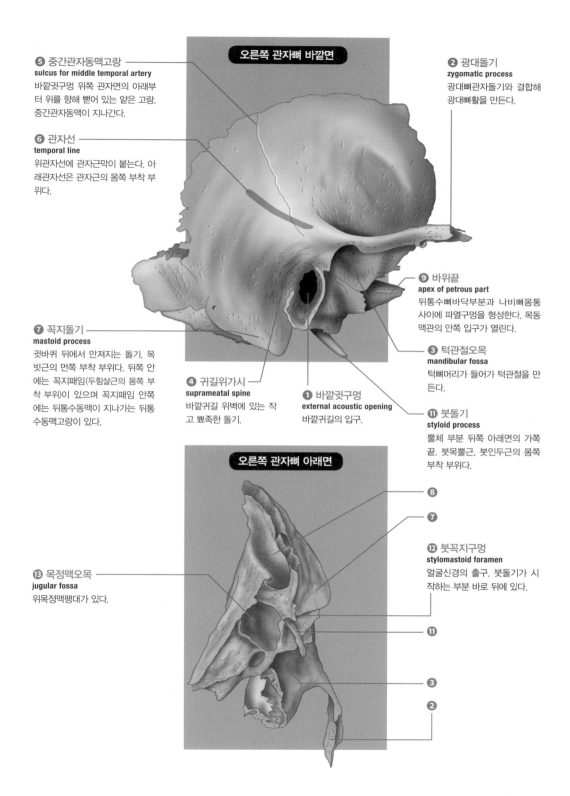

⑤ 중간관자동맥고랑
sulcus for middle temporal artery
바깥귓구멍 위쪽 관자면의 아래부
터 위를 향해 뻗어 있는 얕은 고랑.
중간관자동맥이 지나간다.

⑥ 관자선
temporal line
위관자선에 관자근막이 붙는다. 아
래관자선은 관자근의 몸쪽 부착 부
위다.

⑦ 꼭지돌기
mastoid process
귓바퀴 뒤에서 만져지는 돌기. 목
빗근의 먼쪽 부착 부위다. 뒤쪽 안
에는 꼭지패임(두힘살근의 몸쪽 부
착 부위)이 있으며 꼭지패임 안쪽
에는 뒤통수동맥이 지나가는 뒤통
수동맥고랑이 있다.

오른쪽 관자뼈 바깥면

② 광대돌기
zygomatic process
광대뼈관자돌기와 결합해
광대뼈활을 만든다.

⑨ 바위끝
apex of petrous part
뒤통수뼈바닥부분과 나비뼈몸통
사이에 파열구멍을 형성한다. 목동
맥관의 안쪽 입구가 열린다.

③ 턱관절오목
mandibular fossa
턱뼈머리가 들어가 턱관절을 만
든다.

④ 귀길위가시
suprameatal spine
바깥귀길 위벽에 있는 작
고 뾰족한 돌기.

① 바깥귓구멍
external acoustic opening
바깥귀길의 입구.

⑪ 붓돌기
styloid process
뿔체 부분 뒤쪽 아래면의 가쪽
끝. 붓목뿔근, 붓인두근의 몸쪽
부착 부위다.

오른쪽 관자뼈 아래면

⑬ 목정맥오목
jugular fossa
위목정맥팽대가 있다.

⑫ 붓꼭지구멍
stylomastoid foramen
얼굴신경의 출구. 붓돌기가 시
작하는 부분 바로 뒤에 있다.

나비뼈 *sphenoid bone*

위치와 특징

나비뼈는 머리뼈바닥 중앙 부분에 위치하며, 다양한 혈관과 신경이 통과하는 구멍이 있다. 크게 몸통(❶~❻)과 큰날개(❼~⓫), 작은날개(⓬), 날개돌기(⓭~⓯)로 나뉜다.

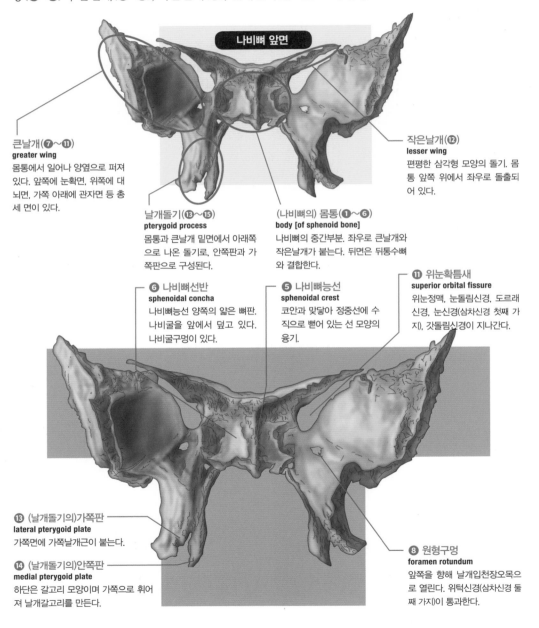

나비뼈 앞면

큰날개(❼~⓫)
greater wing
몸통에서 일어나 양옆으로 퍼져 있다. 앞쪽에 눈확면, 위쪽에 대뇌면, 가쪽 아래에 관자면 등 총 세 면이 있다.

날개돌기(⓭~⓯)
pterygoid process
몸통과 큰날개 밑면에서 아래쪽으로 나온 돌기로, 안쪽판과 가쪽판으로 구성된다.

(나비뼈의) 몸통(❶~❻)
body [of sphenoid bone]
나비뼈의 중간부분. 좌우로 큰날개와 작은날개가 붙는다. 뒤면은 뒤통수뼈와 결합한다.

작은날개(⓬)
lesser wing
편평한 삼각형 모양의 돌기. 몸통 앞쪽 위에서 좌우로 돌출되어 있다.

❻ 나비뼈선반
sphenoidal concha
나비뼈능선 양쪽의 얇은 뼈판. 나비굴을 앞에서 덮고 있다. 나비굴구멍이 있다.

❺ 나비뼈능선
sphenoidal crest
코안과 맞닿아 정중선에 수직으로 뻗어 있는 선 모양의 융기.

⓫ 위눈확틈새
superior orbital fissure
위눈정맥, 눈돌림신경, 도르래신경, 눈신경(삼차신경 첫째 가지), 갓돌림신경이 지나간다.

⓭ (날개돌기의)가쪽판
lateral pterygoid plate
가쪽면에 가쪽날개근이 붙는다.

⓮ (날개돌기의)안쪽판
medial pterygoid plate
하단은 갈고리 모양이며 가쪽으로 휘어져 날개갈고리를 만든다.

❽ 원형구멍
foramen rotundum
앞쪽을 향해 날개입천장오목으로 열린다. 위턱신경(삼차신경 둘째 가지)이 통과한다.

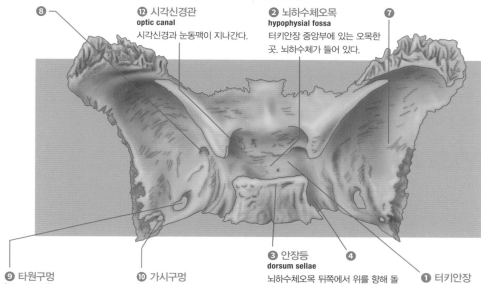

⑫ 시각신경관
optic canal
시각신경과 눈동맥이 지나간다.

❷ 뇌하수체오목
hypophysial fossa
터키안장 중앙부에 있는 오목한
곳. 뇌하수체가 들어 있다.

❾ 타원구멍
foramen ovale
원형구멍 뒤에서 가쪽으로 1~
2cm 부분에 있는 큰 구멍. 아
래턱신경(삼차신경 셋째 가지)이
통과한다.

❿ 가시구멍
foramen spinosum
중간뇌막동맥과 아래턱신경(삼
차신경 셋째 가지)의 뇌막가지가
통과한다.

❸ 안장등
dorsum sellae
뇌하수체오목 뒤쪽에서 위를 향해 돌
출된 뼈판. 위모서리 양끝에는 좌우
로 돌출된 뒤침대돌기가 있고 소뇌천
막이 붙어 있다. 뒤쪽 위면을 빗면으
로 뒤통수뼈바닥부분 위면과 함께 비
스듬틀을 형성한다.

❶ 터키안장
sella turcica
머리뼈 안을 향하는 부위
중앙에 있는 오목한 곳.

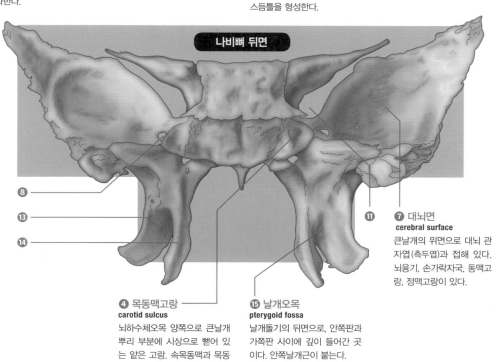

❼ 대뇌면
cerebral surface
큰날개의 위면으로 대뇌 관
자엽(측두엽)과 접해 있다.
뇌융기, 손가락자국, 동맥고
랑, 정맥고랑이 있다.

❹ 목동맥고랑
carotid sulcus
뇌하수체오목 양쪽으로 큰날개
뿌리 부분에 시상으로 뻗어 있
는 얕은 고랑. 속목동맥과 목동
맥관정맥얼기가 지나간다.

⑮ 날개오목
pterygoid fossa
날개돌기의 뒤면으로, 안쪽판과
가쪽판 사이에 깊이 들어간 곳
이다. 안쪽날개근이 붙는다.

위턱뼈 *maxilla*

위치와 특징

얼굴 중앙 부분을 이루는 한 쌍의 뼈. 눈확(126쪽)바닥, 코안(124쪽)옆벽, 코안바닥, 입천장을 형성한다. 위턱몸통(❶)과 이마돌기(❼), 광대돌기(❽), 입천장돌기(❾), 이틀돌기(⓬) 등 네 개의 돌기로 구성되어 있다.

머리뼈 앞면

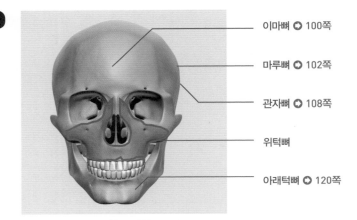

이마뼈 ➡ 100쪽

마루뼈 ➡ 102쪽

관자뼈 ➡ 108쪽

위턱뼈

아래턱뼈 ➡ 120쪽

오른쪽 위턱뼈 겉면

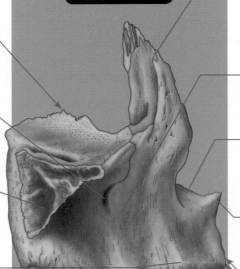

❶ 위턱몸통
body of maxilla
위턱뼈의 중앙부. 내부는 대부분 빈 공간인 위턱굴이 차지하고 있다.

❷ 눈확아래구멍
infraorbital foramen
눈확아래모서리의 아래쪽에 있는 구멍. 눈확아래동·정맥, 눈확아래신경이 지나간다.

❽ 광대돌기
zygomatic process
위턱몸통의 가쪽 위뿔에서 앞가쪽을 향하는 짧고 두꺼운 돌기. 광대뼈와 접합한다.

⓭ 이틀융기
juga alveolaria
이틀돌기 겉면에 형성된다. 송곳니 부분이 가장 두드러지며 앞니가 그 뒤를 잇는다.

❼ 이마돌기
frontal process
위턱몸통의 안쪽 위 구석에서 일어나 코뼈와 눈물뼈 사이를 통과해 이마뼈에 이른다. 가늘고 길며 넓적한 돌기.

❸ 송곳니오목
canine fossa
눈확아래구멍 아래쪽에 살짝 들어간 부분. 입꼬리올림근의 몸쪽 부착 부위다.

❹ 코패임
nasal notch
앞면 안쪽으로 크게 휘어지면서 들어와 있다. 좌우 코패임이 합쳐져 뼈콧구멍을 형성한다.

⓫ 앞코가시
anterior nasal spine
코능선 중심에서 얼굴면을 향해 앞쪽으로 돌출된 부분.

⓬ 이틀돌기
alveolar process
위턱몸통 하부에서 이어져 다른 쪽과 만나 뒤쪽으로 열리는 말굽 모양의 돌기.

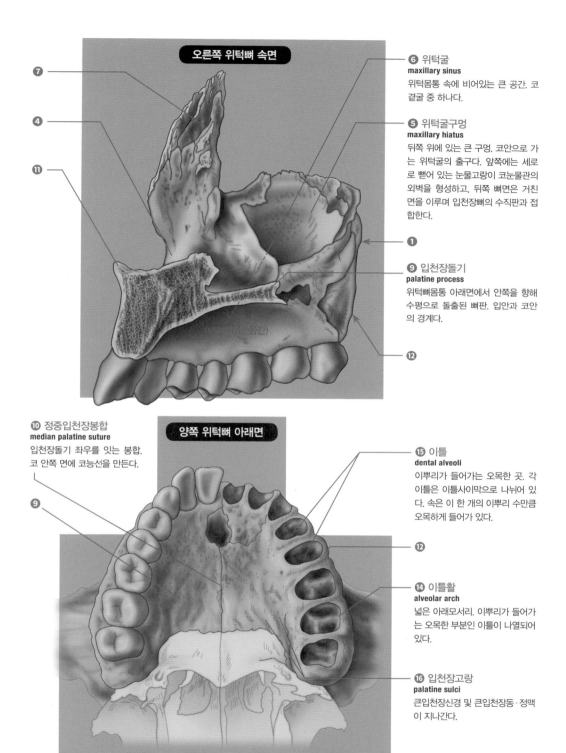

오른쪽 위턱뼈 속면

❻ 위턱굴
maxillary sinus
위턱몸통 속에 비어있는 큰 공간. 코
곁굴 중 하나다.

❺ 위턱굴구멍
maxillary hiatus
뒤쪽 위에 있는 큰 구멍. 코안으로 가
는 위턱굴의 출구다. 앞쪽에는 세로
로 뻗어 있는 눈물고랑이 코눈물관의
외벽을 형성하고, 뒤쪽 뼈면은 거친
면을 이루며 입천장뼈의 수직판과 접
합한다.

❾ 입천장돌기
palatine process
위턱뼈몸통 아래면에서 안쪽을 향해
수평으로 돌출된 뼈판. 입안과 코안
의 경계다.

양쪽 위턱뼈 아래면

❿ 정중입천장봉합
median palatine suture
입천장돌기 좌우를 잇는 봉합.
코 안쪽 면에 코능선을 만든다.

⓯ 이틀
dental alveoli
이뿌리가 들어가는 오목한 곳. 각
이틀은 이틀사이막으로 나뉘어 있
다. 속은 이 한 개의 이뿌리 수만큼
오목하게 들어가 있다.

⓮ 이틀활
alveolar arch
넓은 아래모서리. 이뿌리가 들어가
는 오목한 부분인 이틀이 나열되어
있다.

⓰ 입천장고랑
palatine sulci
큰입천장신경 및 큰입천장동·정맥
이 지나간다.

머리뼈 **113**

코뼈 *nasal bone*

위치와 특징

좌우 한 쌍으로 코뿌리 및 콧등의 기초를 만든다. 위쪽은 이마뼈(100쪽)와 연결되고, 아래쪽은 뼈콧구멍의 위모서리가 된다. 가쪽은 위턱뼈(112쪽), 안쪽은 반대쪽 코뼈와 접합한다.

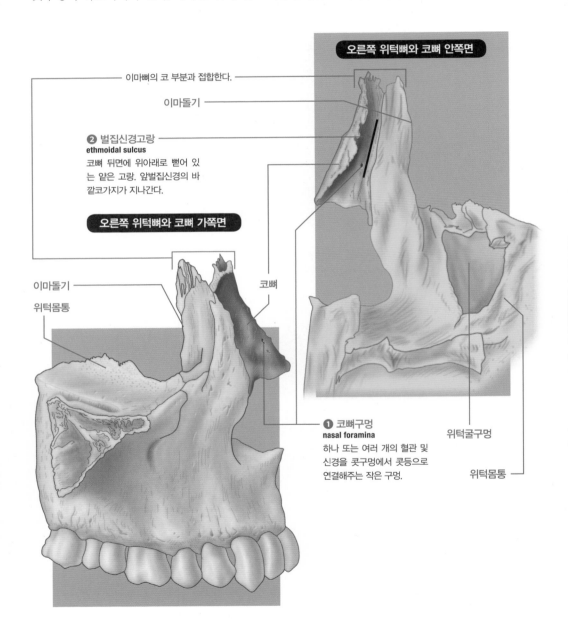

이마뼈의 코 부분과 접합한다.

이마돌기

② 벌집신경고랑
ethmoidal sulcus
코뼈 뒤면에 위아래로 뻗어 있
는 얕은 고랑. 앞벌집신경의 바
깥코가지가 지나간다.

오른쪽 위턱뼈와 코뼈 가쪽면

이마돌기

위턱몸통

코뼈

오른쪽 위턱뼈와 코뼈 안쪽면

① 코뼈구멍
nasal foramina
하나 또는 여러 개의 혈관 및
신경을 콧구멍에서 콧등으로
연결해주는 작은 구멍.

위턱굴구멍

위턱몸통

보습뼈 *vomer*

위치와 특징

코사이막 뒤쪽 아래부분을 형성하는 판자 모양의 뼈. 앞 위쪽은 벌집뼈(106쪽) 수직판으로, 그 아래쪽은 코사이막연골(코중격연골)로 이어진다. 위쪽은 나비뼈(110쪽), 아래쪽은 위턱뼈(112쪽) 및 입천장뼈(122쪽)의 코능선과 접합한다. 뒤쪽은 자유모서리로 뒤콧구멍의 사이막을 이룬다.

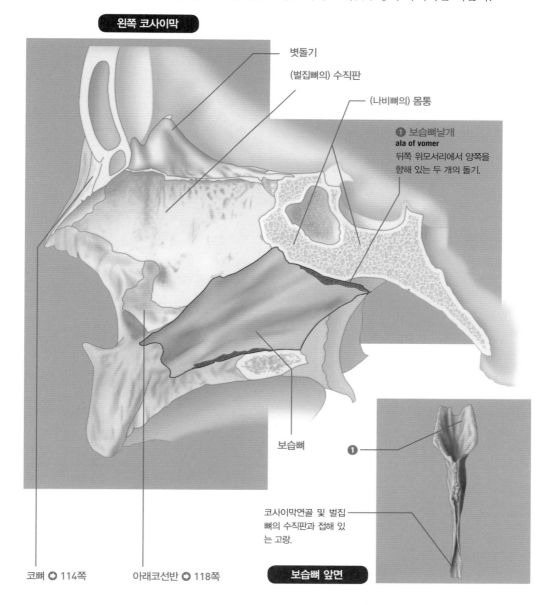

왼쪽 코사이막

볏돌기

(벌집뼈의) 수직판

(나비뼈의) 몸통

❶ 보습뼈날개
ala of vomer
뒤쪽 위모서리에서 양쪽을 향해 있는 두 개의 돌기.

보습뼈

❶

코사이막연골 및 벌집뼈의 수직판과 접해 있는 고랑.

보습뼈 앞면

코뼈 ◐ 114쪽   아래코선반 ◐ 118쪽

광대뼈 *zygomatic bone*

위치와 특징

위턱뼈(112쪽)의 광대돌기 위에 위치하며 얼굴면의 눈확(126쪽) 및 관자우묵을 형성한다. 광대뼈는 가쪽면, 눈확면, 관자면이라고 하는 세 개의 면과 관자돌기, 이마돌기, 위턱돌기라고 하는 세 개의 돌기가 있다.

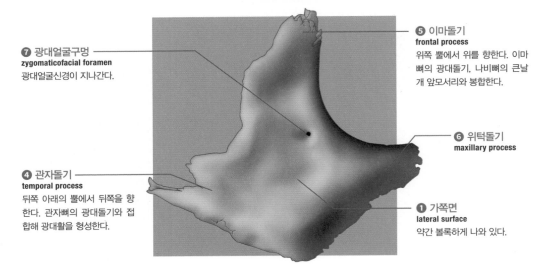

오른쪽 광대뼈 안쪽면

❺

❷ 눈확면
orbital surface
반달 모양으로 눈확의 옆벽을 이룬다.

❻

❸ 관자면
temporal surface
관자우묵의 앞벽을 형성한다.

❹

❽ 광대눈확구멍
zygomatico-orbital foramen
광대신경이 지나간다.

오른쪽 광대뼈 앞면

❼ 광대얼굴구멍
zygomaticofacial foramen
광대얼굴신경이 지나간다.

❺ 이마돌기
frontal process
위쪽 뿔에서 위를 향한다. 이마뼈의 광대돌기, 나비뼈의 큰날개 앞모서리와 봉합한다.

❻ 위턱돌기
maxillary process

❹ 관자돌기
temporal process
뒤쪽 아래의 뿔에서 뒤쪽을 향한다. 관자뼈의 광대돌기와 접합해 광대활을 형성한다.

❶ 가쪽면
lateral surface
약간 볼록하게 나와 있다.

눈물뼈 *lacrimal bone*

위치와 특징

안쪽은 코안(124쪽), 바깥쪽은 눈확(126쪽)과 맞닿아 있는 손톱 형태의 판자 모양 뼈. 앞쪽은 위턱뼈(112쪽), 뒤쪽은 벌집뼈(106쪽), 위쪽은 이마뼈(100쪽), 아래쪽은 위턱뼈와 접해 있다. 아래코선반뼈(118쪽)의 눈물돌기와 결합한다.

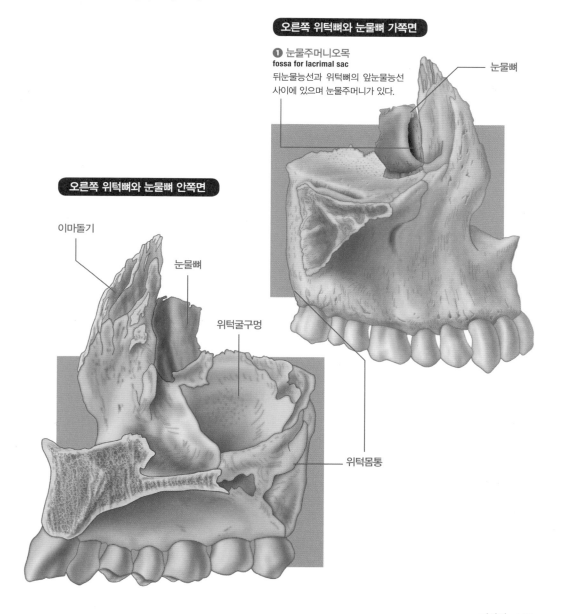

오른쪽 위턱뼈와 눈물뼈 가쪽면

❶ 눈물주머니오목
fossa for lacrimal sac
뒤눈물능선과 위턱뼈의 앞눈물능선
사이에 있으며 눈물주머니가 있다.

눈물뼈

오른쪽 위턱뼈와 눈물뼈 안쪽면

이마돌기

눈물뼈

위턱굴구멍

위턱몸통

아래코선반뼈 *inferior nasal concha*

위치와 특징

코안(124쪽) 옆벽에 붙는 조개껍데기 모양의 뼈조각. 앞뒤로 길고 가느다란 모양을 하고 있으며 독립된 뼈다. 아래콧길 및 중간콧길을 경계로 앞쪽 끝은 위턱뼈(112쪽), 뒤쪽 끝은 입천장뼈(122쪽)와 접합한다. 위모서리에 세 개의 돌기(눈물돌기, 위턱돌기, 벌집돌기)가 있다.

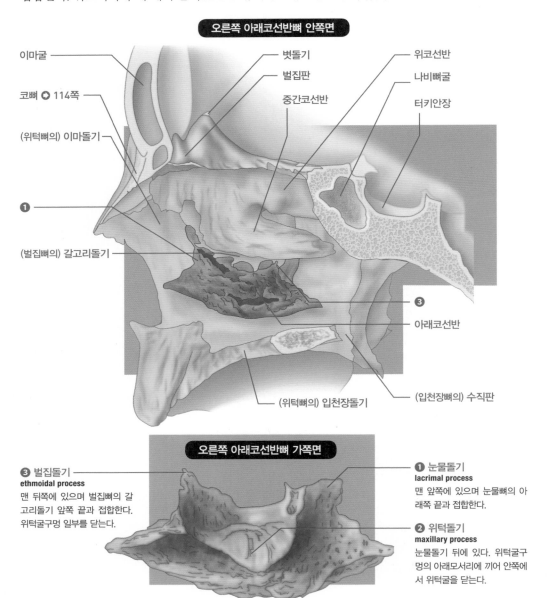

오른쪽 아래코선반뼈 안쪽면

이마굴

벗돌기

위코선반

코뼈 ⊙ 114쪽

벌집판

나비뼈굴

중간코선반

터키안장

(위턱뼈의) 이마돌기

❶

(벌집뼈의) 갈고리돌기

❸

아래코선반

(위턱뼈의) 입천장돌기

(입천장뼈의) 수직판

오른쪽 아래코선반뼈 가쪽면

❸ **벌집돌기**
ethmoidal process
맨 뒤쪽에 있으며 벌집뼈의 갈고리돌기 앞쪽 끝과 접합한다. 위턱굴구멍 일부를 닫는다.

❶ **눈물돌기**
lacrimal process
맨 앞쪽에 있으며 눈물뼈의 아래쪽 끝과 접합한다.

❷ **위턱돌기**
maxillary process
눈물돌기 뒤에 있다. 위턱굴구멍의 아래모서리에 끼어 안쪽에서 위턱굴을 닫는다.

목뿔뼈 *hyoid bone*

위치와 특징

흔히 목젖이라고 부르는 방패연골(갑상연골돌기) 위에 위치한 U자 모양의 뼈. 몸통 1개, 큰뿔 1쌍, 작은뿔 1쌍의 세 부분으로 나뉜다. 뼈 전체는 목뿔뼈방패막을 통해 후두의 방패연골과 결합한다.

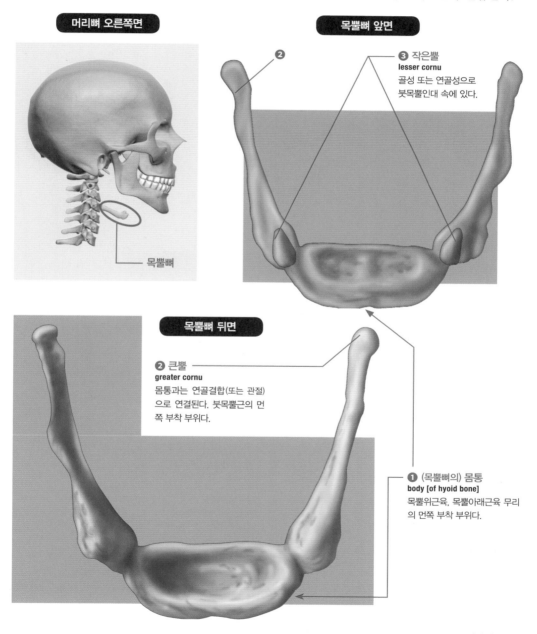

머리뼈 오른쪽면

목뿔뼈

목뿔뼈 앞면

❷

❸ 작은뿔
lesser cornu
골성 또는 연골성으로
붓목뿔인대 속에 있다.

목뿔뼈 뒤면

❷ 큰뿔
greater cornu
몸통과는 연골결합(또는 관절)
으로 연결된다. 붓목뿔근의 먼
쪽 부착 부위다.

❶ (목뿔뼈의) 몸통
body [of hyoid bone]
목뿔위근육, 목뿔아래근육 무리
의 먼쪽 부착 부위다.

아래턱뼈 *mandible*

위치와 특징

얼굴면 앞 아래에 있는 말굽 모양의 뼈. 머리뼈 중 유일하게 가동성이 있어 관절결합을 하는 뼈다. 아래턱뼈는 크게 중앙부의 턱뼈몸통(❶)과 그 양쪽 뒤 끝부분의 턱뼈가지(❺)로 구분할 수 있다.

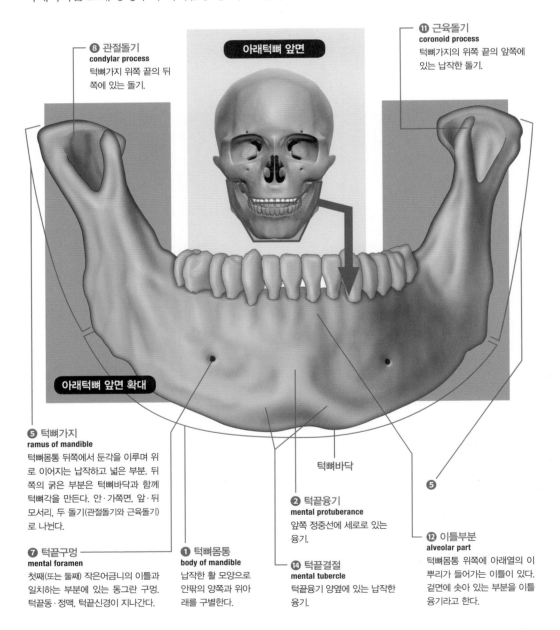

❽ 관절돌기
condylar process
턱뼈가지 위쪽 끝의 뒤쪽에 있는 돌기.

아래턱뼈 앞면

⓫ 근육돌기
coronoid process
턱뼈가지의 위쪽 끝의 앞쪽에 있는 납작한 돌기.

아래턱뼈 앞면 확대

❺ 턱뼈가지
ramus of mandible
턱뼈몸통 뒤쪽에서 둔각을 이루며 위로 이어지는 납작하고 넓은 부분. 뒤쪽의 굵은 부분은 턱뼈바닥과 함께 턱뼈각을 만든다. 안·가쪽면, 앞·뒤 모서리, 두 돌기(관절돌기와 근육돌기)로 나뉜다.

턱뼈바닥

❼ 턱끝구멍
mental foramen
첫째(또는 둘째) 작은어금니의 이틀과 일치하는 부분에 있는 동그란 구멍. 턱끝동·정맥, 턱끝신경이 지나간다.

❶ 턱뼈몸통
body of mandible
납작한 활 모양으로 안팎의 양쪽과 위아래를 구별한다.

❷ 턱끝융기
mental protuberance
앞쪽 정중선에 세로로 있는 융기.

⓮ 턱끝결절
mental tubercle
턱끝융기 양옆에 있는 납작한 융기.

❺

⓬ 이틀부분
alveolar part
턱뼈몸통 위쪽에 아래열의 이 뿌리가 들어가는 이틀이 있다. 겉면에 솟아 있는 부분을 이틀융기라고 한다.

아래턱뼈 아래면

❹ 두힘살근오목
digastric fossa
턱끝가시의 아래쪽을 손가락 끝으로
가볍게 누른 것처럼 생긴 오목한 부
분. 두힘살근의 앞힘살근이 붙는다.

❻ 날개근거친면
pterygoid tuberosity
안쪽날개근의 먼쪽 부착 부
위다.

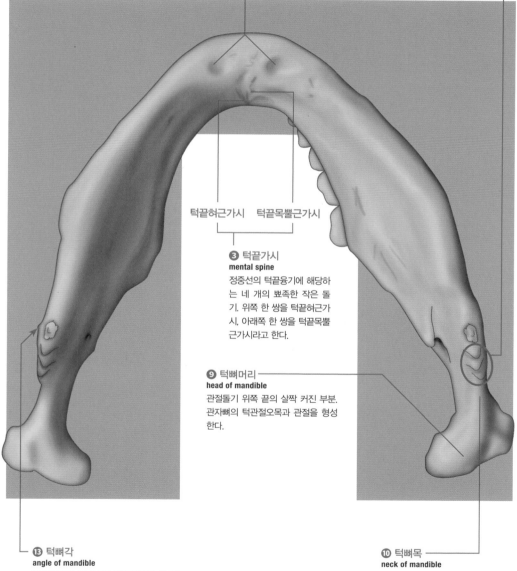

턱끝혀근가시   턱끝목뿔근가시

❸ 턱끝가시
mental spine
정중선의 턱끝융기에 해당하
는 네 개의 뾰족한 작은 돌
기. 위쪽 한 쌍을 턱끝혀근가
시, 아래쪽 한 쌍을 턱끝목뿔
근가시라고 한다.

❾ 턱뼈머리
head of mandible
관절돌기 위쪽 끝의 살짝 커진 부분.
관자뼈의 턱관절오목과 관절을 형성
한다.

⓭ 턱뼈각
angle of mandible
턱뼈바닥과 턱뼈가지 뒤모서리가 만드는
각. 성인은 100~120도, 어린이와 노인은
약 140도 정도로 약간 더 벌어져 있다.

❿ 턱뼈목
neck of mandible
턱뼈머리 아래쪽의 약간 잘록한 부
분. 앞면에 날개근오목이라는 작게
들어간 부분이 있다.

입천장뼈 *palatine bone*

위치와 특징

위턱뼈(112쪽)의 코안 뒤면에 접합하는 좌우 대칭인 뼈. 뼈입천장과 코 안쪽벽을 형성한다. 수평판(❶), 수직판(❹)으로 나뉘는 두 뼈판과 날개패임돌기(❽), 눈확돌기(❾), 나비돌기(❿)로 나뉘는 세 돌기가 있다.

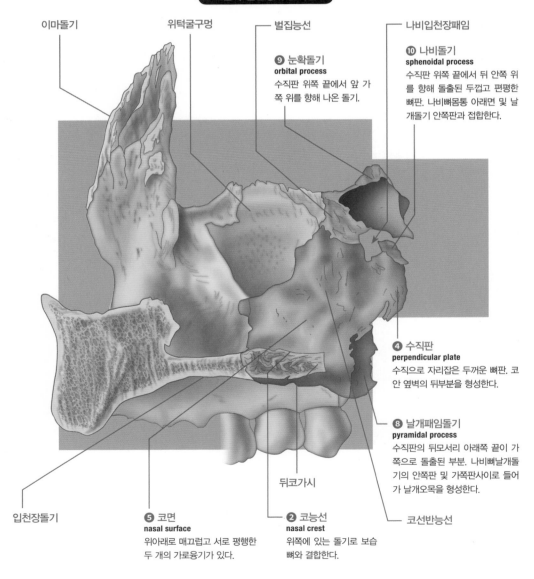

오른쪽 입천장뼈 안쪽면

이마돌기

위턱굴구멍

벌집능선

나비입천장패임

❾ 눈확돌기
orbital process
수직판 위쪽 끝에서 앞 가쪽 위를 향해 나온 돌기.

❿ 나비돌기
sphenoidal process
수직판 위쪽 끝에서 뒤 안쪽 위를 향해 돌출된 두껍고 편평한 뼈판. 나비뼈몸통 아래면 및 날개돌기 안쪽판과 접합한다.

❹ 수직판
perpendicular plate
수직으로 자리잡은 두꺼운 뼈판. 코안 옆벽의 뒤부분을 형성한다.

❽ 날개패임돌기
pyramidal process
수직판의 뒤모서리 아래쪽 끝이 가쪽으로 돌출된 부분. 나비뼈날개돌기의 안쪽판 및 가쪽판사이로 들어가 날개오목을 형성한다.

입천장돌기

❺ 코면
nasal surface
위아래로 매끄럽고 서로 평행한 두 개의 가로융기가 있다.

뒤코가시

❷ 코능선
nasal crest
위쪽에 있는 돌기로 보습뼈와 결합한다.

코선반능선

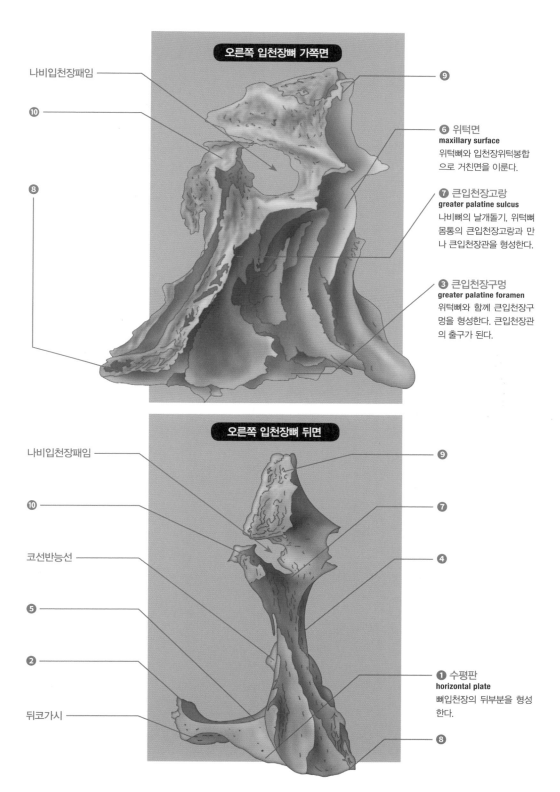

오른쪽 입천장뼈 가쪽면

나비입천장패임

⑩

⑧

⑨

❻ 위턱면
maxillary surface
위턱뼈와 입천장위턱봉합
으로 거친면을 이룬다.

❼ 큰입천장고랑
greater palatine sulcus
나비뼈의 날개돌기, 위턱뼈
몸통의 큰입천장고랑과 만
나 큰입천장관을 형성한다.

❸ 큰입천장구멍
greater palatine foramen
위턱뼈와 함께 큰입천장구
멍을 형성한다. 큰입천장관
의 출구가 된다.

오른쪽 입천장뼈 뒤면

나비입천장패임

⑩

코선반능선

❺

❷

뒤코가시

⑨

❼

❹

❶ 수평판
horizontal plate
뼈입천장의 뒤부분을 형성
한다.

⑧

코안 *nasal cavity*

위치와 특징

얼굴 중앙 위쪽에 위치하며, 코안과 코곁굴(이마굴, 벌집굴, 나비굴, 위턱굴)로 구성된다. 위가 좁고 아래쪽이 넓으며 앞뒤로 긴 육면체 모양의 공간이다. 정중면에 있는 코사이막이 좌우를 대칭으로 나눈다.

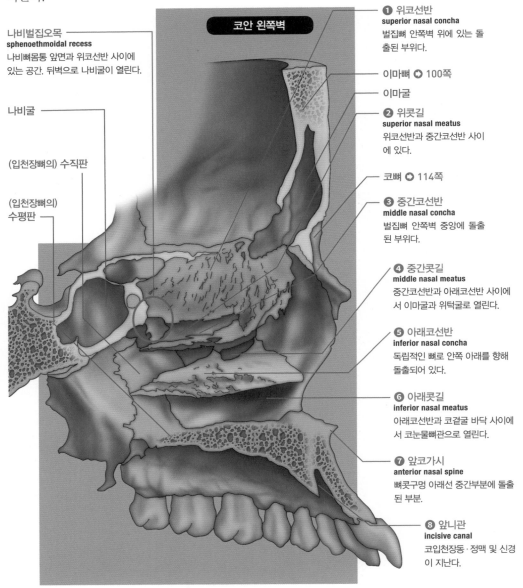

코안 왼쪽벽

나비벌집오목
sphenoethmoidal recess
나비뼈몸통 앞면과 위코선반 사이에 있는 공간. 뒤벽으로 나비굴이 열린다.

나비굴

(입천장뼈의) 수직판

(입천장뼈의) 수평판

❶ 위코선반
superior nasal concha
벌집뼈 안쪽벽 위에 있는 돌출된 부위다.

이마뼈 ⊙ 100쪽

이마굴

❷ 위콧길
superior nasal meatus
위코선반과 중간코선반 사이에 있다.

코뼈 ⊙ 114쪽

❸ 중간코선반
middle nasal concha
벌집뼈 안쪽벽 중앙에 돌출된 부위다.

❹ 중간콧길
middle nasal meatus
중간코선반과 아래코선반 사이에서 이마굴과 위턱굴로 열린다.

❺ 아래코선반
inferior nasal concha
독립적인 뼈로 안쪽 아래를 향해 돌출되어 있다.

❻ 아래콧길
inferior nasal meatus
아래코선반과 코곁굴 바닥 사이에서 코눈물뼈관으로 열린다.

❼ 앞코가시
anterior nasal spine
뼈콧구멍 아래선 중간부분에 돌출된 부분.

❽ 앞니관
incisive canal
코입천장동·정맥 및 신경이 지난다.

뼈콧구멍(앞쪽)

얼굴로 열린다. 주위모서리는 코뼈 아래모서리, 위턱뼈 코면의 앞모서리와 앞코가시로 구성된다.

뒤콧구멍(뒤쪽)

인두로 열린다. 보습뼈날개, 나비뼈칼집돌기, 입천장뼈나비돌기(위쪽), 나비뼈날개돌기 안쪽판(양쪽), 입천장뼈의 수평판(아래쪽)으로 구성된다.

위벽(코안 정수리 벽)

대부분 벌집체판으로 이루어져 있으며 일부는 코뼈, 이마뼈, 나비뼈몸통으로 구성된다.

아래벽(코안 바닥)

약 1/3은 위턱뼈 입천장돌기로, 나머지는 입천장뼈의 수평판으로 구성된다.

안쪽벽(코사이막 뼈 부분)

벌집뼈 수직판과 보습뼈로 구성된다.

가쪽벽

벌집뼈, 아래코선반, 위턱뼈몸통·이마돌기, 눈물뼈, 입천장뼈의 수직판, 나비뼈날개돌기 안쪽판으로 구성된다. 위·중간·아래코선반이 안쪽 아래로 튀어나와 있다.

COLUMN

만성 코곁굴염(부비동염)

코곁굴(부비동)이란 코안과 이어지는 빈 공간이다. 이곳에 세포 감염이 생기거나 코사이막(비중격)의 구조에 이상이 있으면 만성적으로 코가 막히고 누런 점액질의 콧물이 나오는 증상이 나타난다. 이것이 흔히 '축농증'이라 부르는 만성 코곁굴염이다.

이전의 만성 코곁굴염 수술은 배설구를 확보해 병적 점막을 제거하는 '위턱굴근치수술(상악동근치수술 또는 콜드웰리크수술)'이 일반적이었다. 그러나 이것은 위입술과 윗니 사이를 절개해 위턱뼈를 노출시키고, 끌이나 작은 망치로 위턱굴을 열어 점막을 뿌리째 제거하는 대수술이며 수술 후 통증과 부종이 심했다.

이후 내시경을 사용해 코곁굴 점막을 최대한 보존하면서 배설구를 확보하는 '내시경코곁굴수술'이 보급되자 수술 후 통증이나 부종, 출혈 등의 후유증은 줄었다. 단, 코곁굴은 눈과 뇌, 시각신경 등의 기관과 가까워 기구를 잘못 조작하면 수술 후 시야가 좁아지거나 바깥눈근육마비로 인한 시력장애, 척수액 누출이 일어날 위험도 있었다.

최근에는 자동차 위치를 파악하는 카 내비게이션과 같은 원리의 장치로 기구의 위치를 정확하게 파악하는 수술 기법을 사용한다.

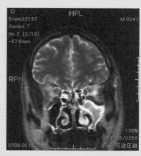

오른쪽 위턱굴에 농이 차서 하얗게 보인다.

눈확 *orbit*

위치와 특징

안구가 자리하는 사각뿔 모양의 파인 부분으로 안와 또는 눈구멍이라고도 한다. 여러 관 형태의 구멍이 연결되며 파인 부분은 뒤쪽을 향한다. 이마뼈(100쪽), 위턱뼈(112쪽), 광대뼈(116쪽), 나비뼈(110쪽), 입천장뼈(122쪽), 벌집뼈(106쪽), 눈물뼈(117쪽) 등 7가지 뼈가 모여 구성된다.

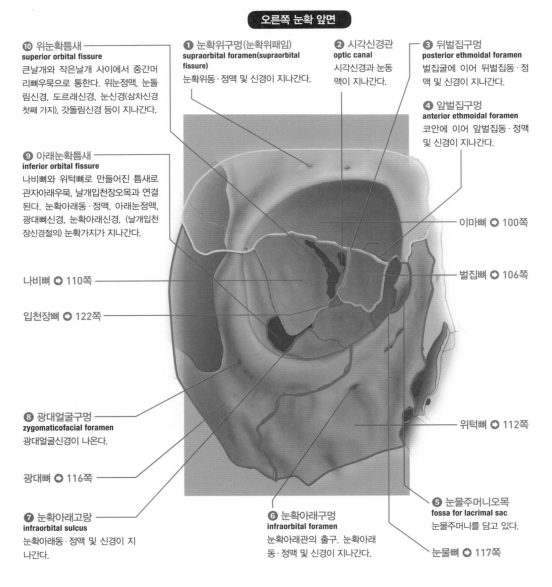

오른쪽 눈확 앞면

❿ **위눈확틈새**
superior orbital fissure
큰날개와 작은날개 사이에서 중간머리뼈우묵으로 통한다. 위눈정맥, 눈돌림신경, 도르래신경, 눈신경(삼차신경 첫째 가지), 갓돌림신경 등이 지나간다.

❾ **아래눈확틈새**
inferior orbital fissure
나비뼈와 위턱뼈로 만들어진 틈새로 관자아래우묵, 날개입천장오목과 연결된다. 눈확아래동·정맥, 아래눈정맥, 광대뼈신경, 눈확아래신경, (날개입천장신경절의) 눈확가지가 지나간다.

나비뼈 ◐ 110쪽

입천장뼈 ◐ 122쪽

❽ **광대얼굴구멍**
zygomaticofacial foramen
광대얼굴신경이 나온다.

광대뼈 ◐ 116쪽

❼ **눈확아래고랑**
infraorbital sulcus
눈확아래동·정맥 및 신경이 지나간다.

❶ **눈확위구멍(눈확위패임)**
supraorbital foramen(supraorbital fissure)
눈확위동·정맥 및 신경이 지나간다.

❷ **시각신경관**
optic canal
시각신경과 눈동맥이 지나간다.

❻ **눈확아래구멍**
infraorbital foramen
눈확아래관의 출구. 눈확아래동·정맥 및 신경이 지나간다.

❸ **뒤벌집구멍**
posterior ethmoidal foramen
벌집굴에 이어 뒤벌집동·정맥 및 신경이 지나간다.

❹ **앞벌집구멍**
anterior ethmoidal foramen
코안에 이어 앞벌집동·정맥 및 신경이 지나간다.

이마뼈 ◐ 100쪽

벌집뼈 ◐ 106쪽

위턱뼈 ◐ 112쪽

❺ **눈물주머니오목**
fossa for lacrimal sac
눈물주머니를 담고 있다.

눈물뼈 ◐ 117쪽

눈확테두리
눈확의 입구. 사각형에 가까운 주위모서리는 이마뼈, 위턱뼈, 광대뼈 등 세 개의 뼈로 둘러싸여 있다.

눈확위모서리
이마뼈 부분으로 눈확위구멍(❶)과 이마뼈패임이 있다.

눈확아래모서리
위턱뼈, 광대뼈 부분으로 눈확아래구멍(❻)이 있다.

위벽(천장)
주로 이마뼈 눈확면 부분이다. 뒤쪽 끝 일부는 나비뼈 작은날개로 구성되어 있다.

아래벽(바닥)
주로 위턱뼈 눈확면 부분이다. 일부는 광대뼈 눈확면, 입천장뼈 눈확돌기로 구성된다.

안쪽벽(코옆벽)
눈확의 네 벽 가운데 가장 얇은 벽. 대부분 벌집뼈 눈확판으로 구성되며 일부는 나비뼈몸통, 눈물뼈, 위턱뼈이마돌기로 구성되어 있다.

가쪽벽(관자벽)
나비뼈 큰날개의 눈확면과 광대뼈 눈확면의 일부로 구성된다. 뒤부분에서 위·아래벽과의 사이에 틈새를 형성한다. 위벽과의 경계에 위눈확틈새(❿)가, 아래벽과의 경계에 아래눈확틈새(❾)가 있다.

바깥파열골절(blow-out fracture)

바깥파열골절이란 눈 정면에서 눈확의 구멍을 막는 형태로 힘이 가해져 안구에 외상을 입고 눈 주위의 뼈까지 골절되는 것이다. 운동하는 10대에 많이 나타나며, 권투, 야구, 축구 등을 하다가 눈에 펀치나 공을 맞을 때를 비롯해 다양한 원인으로 발생한다.

원래 눈확을 구성하는 뼈는 1mm 정도의 두께밖에 되지 않는 상당히 얇은 뼈인데다가 눈의 뼈 바로 밑부분은 위턱굴, 속은 코곁굴로 모두 비어 있는 공간이다. 따라서 바깥파열골절이 일어나 안구를 움직이는 지방조직과 아래곧은근, 아래빗근이 빈 굴로 들어가면 큰 사고로 이어질 가능성이 높다.

가장 흔한 증상으로는 눈 주위가 파래지거나(멍) 코피가 나오는 것이다. 심하면 안구의 움직임이 느려지고 복시시야 현상(사물이 이중으로 보이는 현상)이 일어난다. 또한 삼차신경 둘째 가지인 위턱신경이 손상되어 감각이 둔해지는 증상이 나타나기도 하므로 전문의의 진찰을 받아야 한다.

머리덮개뼈 *calvaria*

위치와 특징

머리덮개뼈는 뇌가 들어가는 머리뼈 안을 원반 형태로 덮고 있는 부분이다. 편평한 결합조직성 뼈로 구성되며 가쪽면은 머리뼈막이라 불리는 단단한 뼈막으로 덮여 있다. 뼈질은 세 층으로 나뉜다. 바깥층은 두꺼운 치밀질로 이루어진 바깥판, 속층은 얇은 치밀질로 이루어진 속판이다. 양쪽 판 사이에는 해면질로 이루어진 판사이층이 있다.

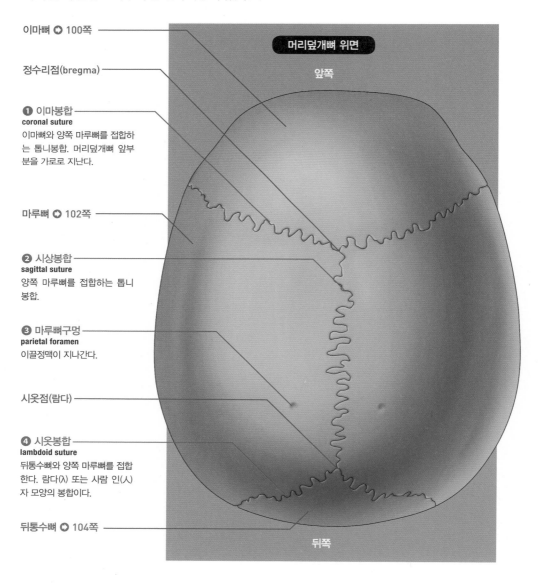

이마뼈 ○ 100쪽

정수리점(bregma)

❶ 이마봉합
coronal suture
이마뼈와 양쪽 마루뼈를 접합하는 톱니봉합. 머리덮개뼈 앞부분을 가로로 지난다.

마루뼈 ○ 102쪽

❷ 시상봉합
sagittal suture
양쪽 마루뼈를 접합하는 톱니봉합.

❸ 마루뼈구멍
parietal foramen
이끌정맥이 지나간다.

시옷점(람다)

❹ 시옷봉합
lambdoid suture
뒤통수뼈와 양쪽 마루뼈를 접합한다. 람다(λ) 또는 사람 인(人)자 모양의 봉합이다.

뒤통수뼈 ○ 104쪽

머리덮개뼈 위면

앞쪽

뒤쪽

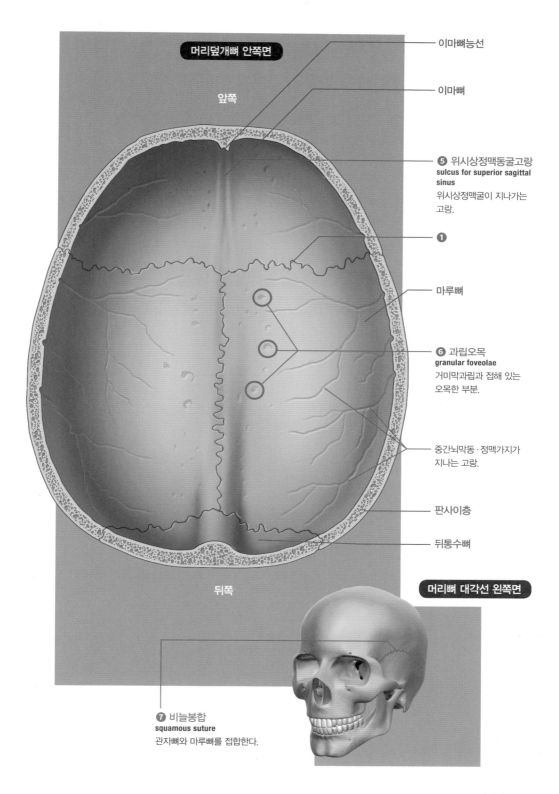

머리덮개뼈 안쪽면

앞쪽

이마뼈능선

이마뼈

❺ 위시상정맥동굴고랑
sulcus for superior sagittal sinus
위시상정맥굴이 지나가는
고랑.

❶

마루뼈

❻ 과립오목
granular foveolae
거미막과립과 접해 있는
오목한 부분.

중간뇌막동·정맥가지가
지나는 고랑.

판사이층

뒤통수뼈

뒤쪽

머리뼈 대각선 왼쪽면

❼ 비늘봉합
squamous suture
관자뼈와 마루뼈를 접합한다.

머리뼈바닥 속면과 머리뼈바닥 바깥면
internal cranial base and external cranial base

위치와 특징

머리뼈바닥 속면(131쪽)은 머리뼈 속의 바닥을 이루는 부분이다. 앞머리뼈우묵(❶) · 중간머리뼈우묵(❷) · 뒤머리뼈우묵(❸) 등 세 개의 오목한 부분으로 구성되며 각 우묵은 계단 형태를 이룬다. 앞머리뼈우묵이 가장 높고 뒤머리뼈우묵이 가장 낮다. 머리뼈바닥 바깥면(132쪽)은 머리뼈를 밑에서 봤을 때 보이는 부분이다. 앞부분(❹) · 중간부분(❺) · 뒤부분(❻)의 세 부분으로 나뉜다. 머리뼈 안팎을 잇는 교통로는 좌우 한 쌍이며, 뇌신경과 혈관이 지나간다.(아래 표 참조)

머리뼈 안과 바깥을 잇는 교통로 및 그곳을 지나는 신경 · 혈관				
교통로	부위	신경 · 혈관	향하는 곳	비고
벌집뼈	(앞머리뼈우묵)벌집뼈	후각신경(1번 뇌신경) 앞 · 뒤벌집신경 · 동맥	코안	
시각신경관	(중간머리뼈우묵) 나비뼈 작은날개	시각신경(2번 뇌신경) 눈동맥	눈확	
위눈확틈새	(중간머리뼈우묵) 나비뼈 큰날개와 작은날개 사이	눈돌림신경(3번 뇌신경) 도르래신경(4번 뇌신경) 눈신경(5번 뇌신경[삼차신경] 첫째 가지) 갓돌림신경 위눈정맥	눈확	
원형구멍	(중간머리뼈우묵) 나비뼈 큰날개	위턱신경 (5번 뇌신경[삼차신경] 둘째 가지)	날개입천장오목	
타원구멍	(중간머리뼈우묵) 나비뼈 큰날개	아래턱신경 (5번 뇌신경[삼차신경] 셋째 가지)	관자아래우묵	
가시구멍	(중간머리뼈우묵) 나비뼈 큰날개	아래턱신경 뇌막가지 중간뇌막동맥	관자아래우묵	
목동맥관	(중간머리뼈우묵) 관자뼈바위 아래면	속목동맥신경얼기 속목동맥	머리뼈 안	
파열구멍	(중간머리뼈우묵) 관자뼈바위 앞쪽 끝과 나비뼈몸통 사이	큰바위신경 속목동맥	머리뼈바닥 바깥면	살아 있는 몸에서는 결합조직으로 닫혀 있다.
속귓구멍	(뒤머리뼈우묵) 관자뼈바위 뒤면	얼굴신경(7번 뇌신경) 속귀신경(8번 뇌신경)	속귀길	밖으로 나오지 않는다.
목정맥구멍	(뒤머리뼈우묵) 뒤통수뼈 가쪽 부분과 관자뼈바위 사이	혀인두신경(9번 뇌신경) 미주신경(10번 뇌신경) 더부신경(11번 뇌신경) 속목정맥	머리뼈바닥 바깥면	속목정맥은 가쪽 뒤, 나머지 세 개는 안쪽 앞을 지나간다.
혀밑신경관	(뒤머리뼈우묵) 뒤통수뼈융기	혀밑신경(12번 뇌신경)	머리뼈바닥 바깥면	
큰구멍	(뒤통수뼈뒤머리우묵) 중앙	숨뇌/더부신경 척수뿌리 척추동맥	척주관	
융기관	(뒤머리뼈우묵)뒤통수뼈 가쪽의 관절융기오목	융기이끌정맥	구불정맥동굴고랑	구불정맥굴로 열린다.

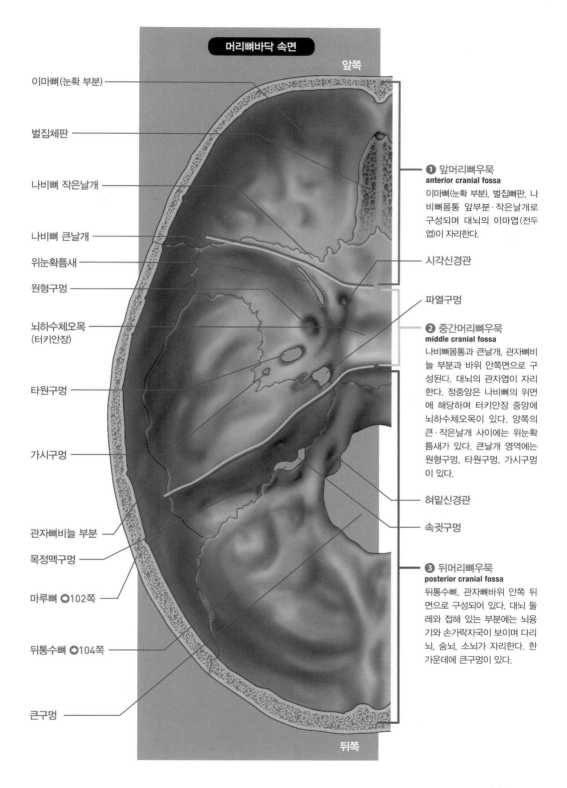

머리뼈바닥 속면

앞쪽

이마뼈(눈확 부분)

벌집체판

나비뼈 작은날개

나비뼈 큰날개

위눈확틈새

원형구멍

뇌하수체오목
(터키안장)

타원구멍

가시구멍

관자뼈비늘 부분

목정맥구멍

마루뼈 ○102쪽

뒤통수뼈 ○104쪽

큰구멍

❶ 앞머리뼈우묵
anterior cranial fossa
이마뼈(눈확 부분), 벌집뼈판, 나
비뼈몸통 앞부분·작은날개로
구성되며 대뇌의 이마엽(전두
엽)이 자리한다.

시각신경관

파열구멍

❷ 중간머리뼈우묵
middle cranial fossa
나비뼈몸통과 큰날개, 관자뼈비
늘 부분과 바위 안쪽면으로 구
성된다. 대뇌의 관자엽이 자리
한다. 정중앙은 나비뼈의 위면
에 해당하며 터키안장 중앙에
뇌하수체오목이 있다. 양쪽의
큰·작은날개 사이에는 위눈확
틈새가 있다. 큰날개 영역에는
원형구멍, 타원구멍, 가시구멍
이 있다.

혀밑신경관

속귓구멍

❸ 뒤머리뼈우묵
posterior cranial fossa
뒤통수뼈, 관자뼈바위 안쪽 뒤
면으로 구성되어 있다. 대뇌 둘
레와 접해 있는 부분에는 뇌융
기와 손가락자국이 보이며 다리
뇌, 숨뇌, 소뇌가 자리한다. 한
가운데에 큰구멍이 있다.

뒤쪽

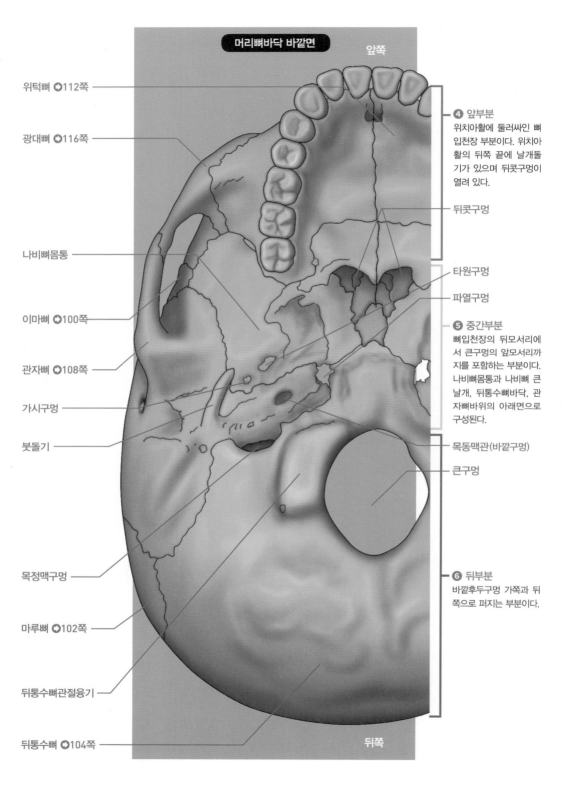

머리뼈바닥 바깥면

앞쪽

위턱뼈 **○**112쪽

광대뼈 **○**116쪽

나비뼈몸통

이마뼈 **○**100쪽

관자뼈 **○**108쪽

가시구멍

붓돌기

목정맥구멍

마루뼈 **○**102쪽

뒤통수뼈관절융기

뒤통수뼈 **○**104쪽

❹ 앞부분
위치아활에 둘러싸인 뼈
입천장 부분이다. 위치아
활의 뒤쪽 끝에 날개돌
기가 있으며 뒤콧구멍이
열려 있다.

뒤콧구멍

타원구멍

파열구멍

❺ 중간부분
뼈입천장의 뒤모서리에
서 큰구멍의 앞모서리까
지를 포함하는 부분이다.
나비뼈몸통과 나비뼈 큰
날개, 뒤통수뼈바닥, 관
자뼈바위의 아래면으로
구성된다.

목동맥관(바깥구멍)

큰구멍

❻ 뒤부분
바깥후두구멍 가쪽과 뒤
쪽으로 퍼지는 부분이다.

뒤쪽

부록
Appendix

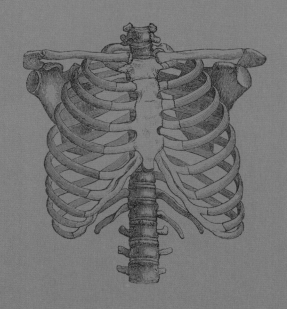

뼈로 본 근육의 몸쪽·먼쪽 부착 부위와 특징

팔뼈

뼈 이름	부위	특징
빗장뼈	위면	큰가슴근과 어깨세모근의 몸쪽 부착 부위이자 목빗근, 등세모근의 먼쪽 부착 부위.
	아래면	갈비빗장인대와 부리빗장인대가 붙는다. 빗장밑근의 먼쪽 부착 부위.
	복장뼈 끝	복장뼈의 빗장패임과 복장빗장관절(안장관절)을 만든다. 관절원반이 있다.
	어깨뼈봉우리끝	어깨뼈의 봉우리관절면과 봉우리빗장관절(평면관절)을 만든다. 관절원반이 있다.
어깨뼈	접시오목(관절오목)	위팔뼈머리와 어깨관절(절구관절)을 만든다.
	어깨뼈가시	어깨세모근의 몸쪽 부착 부위이자 등세모근의 먼쪽 부착 부위.
	어깨뼈봉우리	어깨세모근의 몸쪽 부착 부위이자 등세모근의 먼쪽 부착 부위.
	가시위오목	가시위근의 몸쪽 부착 부위.
	가시아래오목	가시아래근의 몸쪽 부착 부위.
	위각	어깨올림근의 먼쪽 부착 부위.
	아래각	큰원근의 몸쪽 부착 부위.
	가쪽모서리	큰·작은원근의 몸쪽 부착 부위.
	안쪽모서리	앞톱니근, 어깨올림근, 큰·작은마름근의 먼쪽 부착 부위.
	어깨아래오목	어깨밑근의 몸쪽 부착 부위.
위팔뼈	몸쪽 끝 — 위팔뼈머리	접시오목과 어깨관절(절구관절)을 만든다.
	해부목	어깨관절의 관절주머니가 붙는다.
	큰결절	가시위근, 가시아래근, 작은원근의 먼쪽 부착 부위.
	큰결절능선	큰가슴근의 먼쪽 부착 부위.
	작은결절	어깨밑근의 먼쪽 부착 부위.
	작은결절능선	큰원근과 넓은등근의 먼쪽 부착 부위.
	뼈몸통 부분 — 세모근거친면	어깨세모근의 먼쪽 부착 부위.
	앞면	위팔근의 몸쪽 부착 부위.

뼈 이름	부위	특징
위팔뼈 — 뼈몸통 부분	뒤면	위팔세갈래근 안쪽 머리, 가쪽 머리의 몸쪽 부착 부위.
	안쪽모서리	부리위팔근의 먼쪽 부착 부위.
위팔뼈 — 먼쪽 끝	안쪽위관절융기	원엎침근, 노쪽손목굽힘근, 긴손바닥근, 얕은손가락굽힘근, 자쪽손목굽힘근의 몸쪽 부착 부위.
	가쪽위관절융기	긴·짧은노쪽손목폄근, (온)손가락폄근, 새끼손가락폄근의 몸쪽 부착 부위.
	위팔뼈작은머리	노뼈머리오목과 위팔노관절(절구관절)을 만든다.
	위팔뼈도르래	자뼈의 도르래패임과 위팔자관절(경첩관절)을 만든다.
	노오목	팔꿈치를 굽힐 때 노뼈머리가 들어간다.
	갈고리뼈오목	팔꿈치를 굽힐 때 자뼈의 갈고리돌기가 들어간다.
	팔꿈치머리오목	팔꿈치를 굽힐 때 팔꿈치머리가 들어간다.
	가쪽모서리	위팔노근, 긴노쪽손목폄근의 몸쪽 부착 부위.
	자뼈신경고랑	자신경이 지나간다.
노뼈 — 몸쪽 끝	노뼈머리	위팔뼈 및 자뼈와 관절을 만든다.
	노뼈머리오목	위팔뼈작은머리와 위팔노관절(절구관절)을 만든다.
	머리둘레관절면	자뼈의 노패임과 몸쪽노자관절(중쇠관절)을 만든다. 주위를 노뼈머리띠인대가 둘러싼다.
	노뼈목	팔꿉관절주머니가 붙는다.
노뼈 — 노뼈몸통	노뼈거친면	위팔두갈래근에 있는 주 힘줄의 먼쪽 부착 부위.
	앞면	긴엄지굽힘근, 얕은손가락굽힘근의 몸쪽 부착 부위.
	뒤면	긴엄지벌림근, 짧은엄지폄근의 몸쪽 부착 부위.
	가쪽면	원엎침근, 뒤침근의 먼쪽 부착 부위.
	뼈사이모서리	자뼈의 뼈사이모서리에 아래팔뼈사이막이 뻗어 있다.
노뼈 — 먼쪽 끝	붓돌기	위팔노근의 먼쪽 부착 부위.
자뼈 — 몸쪽 끝	팔꿈치머리	위팔세갈래근과 가쪽면 팔꿈치근의 먼쪽 부착 부위.
	노패임	노뼈머리 둘레관절면과 몸쪽노자관절(중쇠관절)을 만든다.
	도르래패임	위팔뼈도르래와 위팔자관절(경첩관절)을 만든다.
	갈고리돌기	팔꿈치를 굽힐 때 위팔뼈의 갈고리오목이 들어간다.
	자뼈거친면	위팔근의 먼쪽 부착 부위.

뼈 이름		부위	특징
자뼈	자뼈몸통	앞면	얕은손가락굽힘근의 일부이며 자쪽손목굽힘근의 몸쪽 부착 부위.
		뒤면	자쪽손목폄근, 긴엄지벌림근, 집게손가락폄근의 몸쪽 부착 부위.
		뒤침근능선	뒤침근의 몸쪽 부착 부위.
		안쪽면	일부 깊은손가락굽힘근의 몸쪽 부착 부위.
		뼈사이모서리	노뼈에 있는 뼈사이모서리 사이에 아래팔뼈사이막을 뻗는다.
	먼쪽 끝	머리둘레관절면	노뼈의 자패임과 먼쪽노자관절(중쇠관절)을 만든다.
		붓돌기	손목을 연결하는 인대가 붙는다.
손목뼈		손배뼈	노뼈, 반달뼈, 큰·작은마름근, 알머리뼈와 관절을 만든다.
		손배뼈결절	짧은엄지벌림근의 몸쪽 부착 부위. 큰마름뼈결절과 함께 가쪽손목융기를 구성한다. 굽힘근지지띠가 붙는다.
		반달뼈	노뼈, 손배뼈, 알머리뼈, 갈고리뼈, 세모뼈와 관절을 이룬다.
		세모뼈	노뼈, 반달뼈, 갈고리뼈, 콩알뼈와 관절을 이룬다.
		콩알뼈	세모뼈와 관절을 이룬다. 자쪽손목굽힘근의 먼쪽 부착 부위. 갈고리뼈갈고리와 함께 안쪽손목융기를 구성한다. 굽힘근지지띠가 붙는다.
		큰마름뼈	손배뼈, 작은마름뼈, 첫째·둘째손허리뼈와 관절을 이룬다.
		큰마름뼈결절	손배뼈결절과 함께 가쪽손목융기를 구성한다. 굽힘근지지띠가 붙는다.
		작은마름뼈	손배뼈, 큰마름뼈, 알머리뼈, 둘째손허리뼈와 관절을 이룬다.
		알머리뼈	손배뼈, 반달뼈, 작은마름뼈, 갈고리뼈, 세모뼈, 둘째·셋째손허리뼈와 관절을 이룬다.
		갈고리뼈	손배뼈, 세모뼈, 알머리뼈, 넷째·다섯째손허리뼈와 관절을 이룬다.
		갈고리뼈갈고리	자쪽손목굽힘근의 먼쪽 부착 부위. 콩알뼈와 함께 안쪽손목융기를 구성한다. 굽힘근지지띠가 붙는다.
		손목고랑	노쪽은 손배뼈결절과 큰마름뼈결절, 자쪽은 콩알뼈와 갈고리뼈갈고리에 끼인 고랑이다. 이 위를 굽힘근지지띠가 덮어 손목관이 된다.
손허리뼈		손허리뼈바닥	손목손허리관절(CM관절)을 만든다. 둘째~다섯째손허리뼈는 이웃하는 손허리뼈와 관절을 이룬다.
		손허리뼈몸통	등쪽뼈사이근의 몸쪽 부착 부위. 셋째손가락을 뺀 나머지 손허리뼈는 손바닥쪽 뼈사이근의 몸쪽 부착 부위다.
		손허리뼈머리	첫마디뼈바닥과 손허리손가락관절(MP관절)을 만든다.

뼈 이름		부위	특징
손가락뼈	첫마디뼈	첫마디뼈바닥	손허리뼈머리와 손허리손가락관절(MP관절)을 만든다.
		첫마디뼈몸통	따로 없다.
		첫마디뼈머리	중간마디뼈바닥과 몸쪽손가락마디사이관절(PIP관절)을 만든다.
	중간마디뼈	중간마디뼈바닥	첫마디뼈머리와 몸쪽손가락마디사이관절(PIP관절)을 만든다. 얕은손가락굽힘근(힘줄)의 먼쪽 부착 부위다.
		중간마디뼈몸통	따로 없다.
		중간마디뼈머리	끝마디뼈바닥과 먼쪽손가락뼈사이관절(DIP관절)을 만든다.
	끝마디뼈	끝마디뼈바닥	둘째~다섯째손가락 깊은손가락굽힘근(힘줄)의 먼쪽 부착 부위. 중간마디뼈머리와 먼쪽손가락마디사이관절(DIP 관절)을 만든다.
		끝마디뼈거친면	깊은손가락굽힘근(힘줄)이 붙는다.

다리뼈

뼈 이름		부위	특징
볼기뼈		폐쇄구멍	대부분 폐쇄막으로 막혀 있다. 안쪽 위를 폐쇄동·정맥 및 신경이 지나간다.
		절구	넙다리뼈머리와 엉덩관절(절구관절)을 만든다.
		절구오목	넙다리뼈머리인대가 붙는다.
		절구패임	넙다리뼈머리인대와 동맥, 신경이 지나간다.
		절구반달면	넙다리뼈머리와 맞닿는 엉덩관절의 관절면.
엉덩뼈		엉덩뼈몸통	절구 위의 두꺼운 부분.
		엉덩뼈날개	절구 위의 넓은 부분.
		엉덩뼈능선	엉덩뼈날개의 위모서리.
		가쪽선	엉덩뼈능선의 가쪽 융기선, 배바깥빗근의 먼쪽 부착 부위.
		중간선	엉덩뼈능선의 중앙 융기선, 배속빗근의 몸쪽 부착 부위.
		안쪽선	엉덩뼈능선의 안쪽 융기선, 배가로근, 허리네모근의 몸쪽 부착 부위.
		위앞엉덩뼈가시	넙다리빗근과 넙다리근막긴장근의 몸쪽 부착 부위. 샅고랑인대가 붙는다.
		아래앞엉덩뼈가시	넙다리곧은근의 몸쪽 부착 부위.
		위뒤엉덩뼈가시	긴뒤엉치엉덩인대가 붙는다.
		아래뒤엉덩뼈가시	짧은뒤엉치엉덩인대가 붙는다.

뼈 이름	부위		특징
엉덩뼈	볼기근면		따로 없다.
		앞볼기근선	작은볼기근, 작은볼기근 널힘줄, 중간볼기근의 몸쪽 부착 부위.
		뒤볼기근선	큰볼기근, 중간볼기근 널힘줄, 중간볼기근의 몸쪽 부착 부위.
		아래볼기근선	작은볼기근의 몸쪽 부착 부위.
	엉치골반면		따로 없다.
		귓바퀴면	엉치엉덩관절(평면관절, 반움직관절)을 만든다.
		엉덩뼈거친면	뼈사이엉치엉덩인대가 붙는다.
		활꼴선	엉덩뼈 안쪽에서 큰골반과 작은골반을 가르는 선.
		엉덩뼈오목	엉덩근의 몸쪽 부착 부위.
궁둥뼈	궁둥뼈몸통		절구의 뒤쪽 아래부분으로 약 2/5 정도다.
	궁둥뼈가지		궁둥뼈위가지와 궁둥뼈아래가지로 구성된다.
	궁둥뼈결절		반힘줄모양근, 반막모양근, 넙다리두갈래근의 긴갈래, 큰모음근, 넙다리네모근의 몸쪽 부착 부위. 엉치결절인대가 붙는다.
	궁둥뼈가시		엉치가시인대가 붙는다.
	큰궁둥패임		엉치결절인대, 엉치가시인대와 함께 큰궁둥구멍을 만든다.
	큰궁둥구멍		궁둥신경, 위·아래동맥정맥신경, 음부신경, 속음부동·정맥, 뒤넙다리피부신경, 궁둥신경동반동맥이 지나간다.
	작은궁둥패임		속폐쇄근이 지나간다.
두덩뼈	두덩뼈몸통		긴모음근의 몸쪽 부착 부위.
	두덩뼈 두덩결합면		좌우 두덩뼈가 연골을 통해 결합하는 면.
	두덩뼈능선		배세모근의 몸쪽 부착 부위이자 배곧은근의 먼쪽 부착 부위.
	두덩뼈빗		두덩근의 몸쪽 부착 부위.
	두덩뼈결절		샅고랑인대가 붙는다.
	두덩뼈아래가지		긴모음근, 짧은모음근, 두덩정강근의 몸쪽 부착 부위.
	두덩뼈위가지		두덩근의 몸쪽 부착 부위.
	폐쇄능선		폐쇄막이 붙는다.
	폐쇄고랑		폐쇄관을 형성해 폐쇄동·정맥과 폐쇄신경이 지나간다.

뼈 이름	부위	특징
넙다리뼈 몸쪽 끝	넙다리뼈머리	절구와 엉덩관절(절구관절)을 만든다.
	넙다리뼈머리오목	넙다리뼈머리인대가 붙는다.
	넙다리뼈목	엉덩관절의 관절주머니가 붙는다.
	큰돌기	중간볼기근, 작은볼기근, 궁둥구멍근의 먼쪽 부착 부위.
	돌기오목	속폐쇄근, 위쌍둥이근, 아래쌍둥이근, 바깥폐쇄근의 먼쪽 부착 부위.
	작은돌기	큰허리근, 엉덩허리근의 먼쪽 부착 부위.
	돌기사이선	안쪽넓은근의 몸쪽 부착 부위.
	돌기사이능선	넙다리네모근의 몸쪽 부착 부위.
넙다리뼈몸통	앞면	중간넓은근의 몸쪽 부착 부위.
	거친선가쪽선	가쪽넓은근, 넙다리두갈래근 짧은갈래의 몸쪽 부착 부위.
	거친선안쪽선	안쪽넓은근의 몸쪽 부착 부위, 긴모음근, 짧은모음근, 큰모음근의 먼쪽 부착 부위.
	두덩근선	두덩근의 먼쪽 부착 부위.
	볼기근거친면	큰볼기근의 먼쪽 부착 부위.
	융기사이오목	앞·뒤십자인대가 들어간다.
먼쪽 끝	안쪽위관절융기	안쪽곁인대, 장딴지근 안쪽 머리의 몸쪽 부착 부위, 큰모음근의 먼쪽 부착 부위.
	모음근결절	큰모음근(힘줄)의 먼쪽 부착 부위. 사람에 따라 솟아 있는 정도가 다르다.
	가쪽위관절융기	가쪽곁인대, 발바닥근, 장딴지근 가쪽머리, 오금근의 몸쪽 부착 부위.
	안쪽관절융기	뒤십자인대가 붙는다.
	가쪽관절융기	앞십자인대가 붙는다.
무릎뼈	무릎뼈바닥	넙다리곧은근, 중간넓은근의 먼쪽 부착 부위.
	무릎뼈끝	넙다리네갈래근 힘줄로 이어지는 무릎인대가 시작된다.
	관절면	넙다리뼈 무릎면이 관절을 이룬다.(안장관절)
	앞면	넙다리네갈래근이 덮는다.

뼈 이름	부위		특징
정강뼈	몸쪽 끝	위관절면	넙다리뼈 안·가쪽관절융기와 무릎관절을 만든다.
		앞융기사이구역	앞십자인대가 붙는다.
		뒤융기사이구역	뒤십자인대가 붙는다.
		융기사이융기	반달판이 붙는다.
		안쪽융기사이결절	앞십자인대 일부의 몸쪽 부착 부위.
		가쪽융기사이결절	뒤십자인대 일부의 몸쪽 부착 부위.
		안쪽관절융기	안쪽곁인대가 붙는다.
		가쪽관절융기	엉덩정강띠의 먼쪽 부착 부위. 가쪽곁인대가 붙는다.
		종아리관절면	종아리뼈머리관절과 정강종아리관절(평면관절, 반움직관절)을 만든다.
	정강뼈몸통	정강뼈거친면	넙다리네갈래근 힘줄 무릎인대의 먼쪽 부착 부위.
		안쪽면	위쪽은 넙다리빗근, 두덩정강근, 반힘줄모양근의 먼쪽 부착 부위.
		뒤면	오금근의 먼쪽 부착 부위이자 긴발가락굽힘근과 뒤정강근의 몸쪽 부착 부위.
		가자미근선	가자미근의 몸쪽 부착 부위.
		가쪽면	앞정강근의 몸쪽 부착 부위.
		안쪽모서리	안쪽면과 뒤면의 경계로 종아리근막이 밀착해 있다.
		앞모서리	안쪽면과 가쪽면의 경계로 종아리근막이 밀착해 있다.
		뼈사이선	종아리뼈사이막이 붙는다.
	먼쪽 끝	안쪽복사	세모인대가 붙는다.
		종아리패임	종아리뼈 먼쪽 뼈끝과 만난다. 정강종아리인대결합이 일어난다.
		안쪽복사고랑	뒤정강근과 긴발가락굽힘근이 지나간다.
		아래관절면	목말뼈도르래와 만난다. 발목관절을 만든다.
		안쪽복사관절면	목말뼈 안쪽복사면과 만난다. 발목관절을 만든다.
종아리뼈	몸쪽 끝	종아리뼈머리	넙다리두갈래근의 먼쪽 부착 부위이자 가자미근, 긴종아리근의 몸쪽 부착 부위. 가쪽곁인대가 붙는다.
		종아리뼈머리끝	가쪽곁인대가 붙는다.
		종아리뼈머리관절면	정강뼈의 종아리관절면과 정강종아리관절을 만든다.

뼈 이름	부위		특징
종아리뼈	종아리뼈몸통	앞모서리	긴발가락폄근과 셋째종아리근의 몸쪽 부착 부위.
		안쪽면	긴엄지폄근의 몸쪽 부착 부위.
		가쪽면	긴종아리근과 짧은종아리근의 몸쪽 부착 부위.
		뼈사이모서리	종아리뼈사이막이 붙는다.
	먼쪽 끝	가쪽복사	앞목말종아리인대, 뒤목말종아리인대, 발꿈치종아리인대가 붙는다.
		가쪽복사관절면	목말뼈도르래와 발목관절이 붙는다.
		가쪽복사오목	뒤목말종아리인대와 발꿈치종아리인대가 붙는다.
목말뼈	목말뼈머리		발배뼈와 관절을 이루며 아래면에서는 발꿈치뼈와 관절을 이룬다.
	목말뼈몸통		목말뼈의 중심부.
		목말뼈도르래	위면은 정강뼈의 아래관절면, 안쪽복사면은 정강뼈의 안쪽복사관절면, 가쪽복사면은 종아리뼈의 가쪽복사관절면과 마주한다.
		목말뼈가쪽돌기	가쪽복사면의 아래 돌기.
		목말뼈뒤돌기	뒤부분에 있는 가쪽 결절. 긴엄지굽힘근줄힘줄고랑에서 둘로 나뉜다.
		앞발꿈치관절면	발꿈치뼈의 앞목말관절면과 관절을 이룬다.
		중간발꿈치관절면	발꿈치뼈의 중간목말관절면과 관절을 이룬다.
		뒤발꿈치관절면	발꿈치뼈의 뒤목말관절면과 관절을 이룬다.
발꿈치뼈	발꿈치뼈융기		발꿈치힘줄(아킬레스건)의 먼쪽 부착 부위.
	목말관절면		앞, 중간, 뒤에 세 개의 관절면이 있다. 목말뼈와 관절을 이룬다.
	발꿈치뼈고랑		중간·뒤목말관절면에 있는 고랑. 위쪽의 목말뼈고랑과 발목굴을 만든다.
	입방관절면		앞쪽에서 입방뼈와 관절을 이룬다.
	목말받침돌기		위면에 중간목말관절면이 있다.
	긴엄지굽힘근힘줄고랑		목말받침돌기 아래면에 있다. 긴엄지굽힘근줄이 지나간다.
	종아리근도르래		가쪽면에서 긴종아리근힘줄고랑 앞에 있는 작은 돌기. 위쪽에는 짧은종아리근힘줄이 지나는 얕은 고랑이 있다.
	긴종아리근힘줄고랑		긴종아리근힘줄이 지나간다.

뼈 이름	부위		특징
발배뼈	앞관절면		안쪽·중간·가쪽쐐기뼈와 관절을 이룬다.
	뒤관절면		목말뼈머리와 관절을 이룬다.
	발배뼈거친면		아래로 돌출된 융기. 안쪽모서리에 있다.
	뒤정강근고랑		거친면 사이에 있다. 뒤정강근의 힘줄이 지나간다.
발허리뼈	발허리뼈바닥		발목발허리관절을 만든다.
		첫째발허리뼈거친면	앞정강근, 긴종아리근의 먼쪽 부착 부위.
		다섯째발허리뼈거친면	짧은종아리근, 새끼벌림근의 먼쪽 부착 부위.
	발허리뼈몸통		등쪽뼈사이근, 바닥쪽뼈사이근의 몸쪽 부착 부위.
	발허리뼈머리		첫마디뼈와 발허리발가락관절을 만든다.
발가락뼈	첫마디뼈	엄지 첫마디뼈바닥	짧은엄지굽힘근의 먼쪽 부착 부위.
	중간마디뼈	둘째~다섯째발가락 가운데 관절바닥	짧은발가락굽힘근의 먼쪽 부착 부위.
	끝마디뼈	엄지 끝마디뼈바닥	긴엄지굽힘근, 긴엄지폄근, 짧은엄지폄근의 먼쪽 부착 부위.
		둘째~다섯째끝마디뼈바닥	긴발가락굽힘근과 깊은발가락굽힘근의 먼쪽 부착 부위.

척주

뼈 이름	부위	특징
일반 척추뼈	척추뼈몸통	원기둥 형태이며 앞은 앞세로인대가, 뒤는 뒤세로인대가 지나간다. 위·아래면에는 척추사이원반이 있어 위아래 척추뼈를 이어준다.
	척추뼈고리	척추뼈몸통 뒤에서 척추구멍을 감싸는 부분.
	척추뼈고리뿌리	척추뼈고리가 척추뼈몸통에 붙는 부분.
	위척추패임	척추뼈고리뿌리 위모서리에 있는 파인 자국.
	아래척추패임	척추뼈고리뿌리 아래모서리에 있는 파인 자국.
	척추사이구멍	위·아래척추패임이 합쳐져 생긴 구멍. 척수신경이 지나간다.
	가시돌기	뒤쪽으로 돌출되어 있으며 인대와 근육이 붙는다.
	가로돌기	옆으로 돌출되어 있으며 인대와 근육이 붙는다.
	위관절돌기	위척추패임 뒤에서 위쪽으로 돌출되어 있다. 관절면이 있으며 위척추뼈의 아래관절돌기와 돌기사이관절을 만든다.

뼈 이름	부위	특징
일반 척추뼈	아래관절돌기	아래척추패임 뒤에 있으며 아래로 돌출되어 있다. 아래쪽 척추뼈의 위관절돌기와 돌기사이관절을 만든다.
	척추구멍	척추뼈몸통과 척추뼈고리 사이에 있는 큰 구멍이다. 척수가 들어 있다.
목뼈 / **고리뼈 (1번 목뼈)**	앞고리	고리 모양으로 둘러싼 뼈의 앞 절반.
	앞결절	앞머리곧은근의 몸쪽 부착 부위. 앞고리 중앙에서 앞으로 돌출되어 있다.
	치아돌기오목	앞고리 중앙 뒤면의 오목한 곳. 중쇠뼈의 치아돌기와 정중고리중쇠관절(중쇠관절)을 만든다.
	뒤고리	고리 모양으로 둘러싼 뼈의 뒤쪽 절반.
	뒤결절	작은뒤머리곧은근의 몸쪽 부착 부위. 뒤고리 중앙에서 뒤로 돌출되어 있다.
	가쪽덩이	앞·뒤고리가 결합된 것. 위아래에 관절면이 있다.
	위관절면	중쇠뼈와 가쪽고리중쇠관절(평면관절)을 만든다.
	가로돌기구멍	가쪽머리곧은근, 위머리빗근, 뒤목갈비근, 어깨올림근의 몸쪽 부착 부위이자 아래머리빗근의 먼쪽 부착 부위. 척추동맥이 지나간다.
	척추동맥고랑	이 부위에서 뒤고리 위면 가쪽에 있는 척추동맥이 올라가 머리 안으로 들어간다.
중쇠뼈 (2번 목뼈)	척추뼈몸통	목긴근의 먼쪽 부착 부위.
	치아돌기	척추뼈몸통에서 치아처럼 위쪽으로 돌출되어 있다.
	앞관절면	고리뼈 앞고리의 치아돌기오목과 관절을 이룬다.
	뒤관절면	고리가로인대와 관절을 이룬다.
	가로돌기	목긴근, 어깨올림근, 머리반가시근의 몸쪽 부착 부위이자 가로돌기사이근의 몸쪽·먼쪽 부착 부위.
	가시돌기	큰뒤머리곧은근, 아래머리빗근의 몸쪽 부착 부위이자 목가시근의 먼쪽 부착 부위.
3~7번 목뼈	가로돌기구멍	가로돌기에 있는 구멍으로 척추뼈동·정맥이 지나간다. 목뼈에만 있다.
	척수신경고랑	위·아래척추패임에 해당하며 긴 고랑을 이룬다. 척추사이구멍에서 나온 척수신경이 지나간다.
	가로돌기앞결절	목뼈 가로돌기의 끝 앞쪽에 있는 불룩한 부분. 근육이 붙는다.
	가로돌기뒤결절	목뼈 가로돌기의 끝 뒤쪽에 있는 불룩한 부분.
	7번 목뼈 가시돌기	7번 목뼈(솟을뼈)의 가시돌기로 가장 길다. 목 아래쪽에서 만져진다.

뼈 이름	부위	특징
등뼈	척추뼈몸통	위면은 하트 모양이다.
	위·아래갈비오목	위와 아래가 결합해 갈비오목을 형성한다. 갈비뼈머리와 관절을 이룬다.
	위·아래관절돌기	관절면은 앞머리면을 향한다.(평면관절) 12번 등뼈의 아래관절돌기는 시상면을 향한다.(중쇠관절)
	가로돌기	목가장긴근, 머리가장긴근, 반가시근, 뭇갈래근, 돌림근, 가로돌기사이근의 몸쪽 부착 부위이자 엉덩갈비근과 가장긴근의 먼쪽 부착 부위.
	가로갈비오목	가로돌기 바깥쪽 앞면에 있다. 갈비가로돌기관절을 만든다.
	가시돌기	널판근, 가시근, 돌림근, 가시사이근의 몸쪽 부착 부위. 길고 가늘며 아래 방향으로 비스듬히 돌출되어 있다.
허리뼈	척추뼈몸통	큰허리근과 가로막의 몸쪽 부착 부위. 위면은 크고 두꺼운 타원형이다.
	갈비돌기	허리네모근, 등가장긴근의 몸쪽 부착 부위. 갈비뼈가 퇴화한 부분이다. 가로돌기에 해당하지만 원래 가로돌기는 아니다.
	꼭지돌기	가로돌기 일부가 작아진 것으로 뭇갈래근의 몸쪽 부착 부위다.
	덧돌기	가로돌기가 퇴화한 것으로 뭇갈래근의 먼쪽 부착 부위다.
	위·아래관절돌기	관절면은 시상 방향으로 향한다. 반원통형이다.(중쇠관절)
	가시돌기	가장긴근과 가시근의 먼쪽 부착 부위. 위아래로 넓으며 뒤로는 수평으로 돌출되어 있다.
엉치뼈	엉치뼈바닥	엉치뼈의 위모서리로 위관절돌기가 있다. 5번 허리뼈와 관절을 이룬다.
	엉치뼈곶	엉치뼈바닥의 앞모서리로 가장 앞으로 돌출된 부분이다.
	가로선	유아기의 엉치척추뼈와 엉치척추뼈사이가 성인기에 결합된 것이다.
	앞엉치뼈구멍	앞면에 네 쌍이 있으며 1~4번 엉치신경앞가지가 지나간다.
	정중엉치뼈능선	가시돌기에 해당한다.
	중간엉치뼈능선	관절돌기에 해당한다.
	가쪽엉치뼈능선	가로돌기에 해당한다.
	뒤엉치뼈구멍	뒤면에 네 쌍이 있으며 엉치신경뒤가지가 지나간다.
	엉치뼈끝	엉치뼈의 아래쪽 부분이다. 척추사이원반을 통해 꼬리뼈와 연결된다.
	귓바퀴면	볼기뼈(엉덩뼈)의 귓바퀴면과 엉치엉덩관절(반움직관절)을 만든다.

가슴우리

뼈 이름	부위	특징
갈비뼈	일반 갈비뼈	갈비뼈(갈비경골)	척주에 연결되는 뼈 부분. 좁은 의미의 갈비뼈를 말한다.
		갈비연골	복장뼈에 이르는 갈비뼈의 연골 부분.
		참갈비뼈	복장뼈에 붙어 있는 1~7번 갈비뼈.
		거짓갈비뼈	8~12번 갈비뼈를 가리킨다. 11·12번 갈비뼈는 뜬갈비뼈라고도 한다.
		갈비뼈머리	복장뼈의 갈비오목과 갈비뼈머리관절(반움직관절)을 만든다.
		갈비뼈목	갈비뼈머리 바깥쪽의 잘록한 부분.
		갈비뼈결절	1~10번 갈비뼈에 있는 갈비뼈목 바깥쪽의 부푼 부분. 등뼈의 가로돌기 갈비오목과 관절(반움직관절)을 만든다.
		갈비뼈몸통	바깥쪽의 길고 불룩한 부분. 위아래 갈비뼈 사이에는 속·바깥갈비사이근이 붙어 있다.
		갈비뼈고랑	갈비뼈몸통 안쪽 밑에 있는 고랑. 갈비사이신경과 갈비사이동·정맥이 지나간다.
	1번 갈비뼈	앞목갈비근결절	앞목갈비근의 먼쪽 부착 부위에 있는 돌기.
		빗장밑동맥고랑	앞목갈비근 결절 뒤에 있는 고랑. 빗장밑동맥이 지나간다.
		빗장밑정맥고랑	앞목갈비근 결절 앞에 있는 얕은 고랑. 빗장밑정맥이 지나간다.
		위면	빗장밑근의 몸쪽 부착 부위.
	2번 갈비뼈	앞톱니근거친면	앞톱니근의 몸쪽 부착 부위.
복장뼈		빗장패임	빗장뼈의 복장뼈끝과 복장빗장관절(안장관절)을 형성한다.
		목패임	위모서리 정중앙의 오목한 부분. 손으로 만질 수 있다.
		1·2번 갈비패임	1·2번 갈비뼈가 관절을 이루는 파인 자국. 옆면에 있다.
		복장뼈각	복장뼈자루와 복장뼈몸통이 경계를 이루며 서로 결합하는 부위. 이 높이에 있는 가상의 평면을 복장뼈각평면이라고 한다. 뒤쪽은 4~5번 등뼈에 해당한다.
		복장뼈몸통	앞면은 큰근육의 몸쪽 부착 부위이며 뒤면은 가슴가로근의 먼쪽 부착 부위다.
		3~7번 갈비패임	3~7번 갈비연골이 관절을 이루는 파인 자국.
		칼돌기	뒤면은 가로막의 복장뼈 부분 몸쪽 부착 부위다.

머리 부위의 뼈

뼈 이름		부위	특징
머리덮개뼈	겉면	이마봉합	이마뼈와 좌우 마루뼈의 봉합이다.
		시상봉합	좌우 마루뼈 사이의 봉합이다.
		마루뼈구멍	마루뼈에 속한다. 마루이끌정맥이 지나간다.
		시옷봉합	좌우 마루뼈와 뒤통수뼈의 봉합이다.
		눈썹활	이마뼈눈확 위쪽에 튀어나온 부위. 남성에게 더 두드러진다.
		눈썹사이	좌우 이마뼈의 눈썹활사이다.
		이마뼈융기	좌우 이마뼈의 뼈되기중심이다.
		마루뼈융기	마루뼈의 뼈되기중심이다.
		위관자선	마루뼈에 속한다. 관자근막이 붙는다.
		아래관자선	마루뼈에 속한다. 이 선의 뒤쪽 끝이 관자근의 몸쪽 부착 부위가 된다.
		관자평면	관자뼈의 겉면. 관자선보다 아래쪽에 있다. 관자근의 몸쪽 부착 부위다.
	속면	손가락자국(지압흔)	마루뼈에 속한다. 대뇌겉질의 주름융기(뇌이랑)와 접해 있다.
		동맥고랑	경질막 속을 흐르는 동맥이 지나는 고랑. 마루뼈에 속한다.
		정맥고랑	경질막 속을 흐르는 정맥이 지나는 고랑. 마루뼈에 속한다.
		과립오목	거미막과립과 접하는 오목한 곳. 마루뼈에 속한다.
		위시상정맥동굴고랑	마루뼈에 속한다. 위시상정맥굴이 통과하는 고랑이며 위시상정맥굴은 이마뼈 → 마루뼈 → 뒤통수뼈로 이어진다.
		가로정맥동굴고랑	뒤통수뼈에 있으며 가로정맥굴이 통과하는 고랑이다.
		구불정맥동굴고랑	뒤통수뼈에 있으며 구불정맥굴이 통과하는 고랑이다.
		위바위정맥동굴고랑	관자뼈바위 위부분에 있으며 위바위정맥굴이 통과하는 고랑이다.
머리뼈바닥 속면	앞머리뼈우묵	전체 모양	나비뼈 작은날개 뒤모서리보다 앞쪽에 있다. 이마뼈 눈확 부분, 벌집체판, 나비뼈몸통의 앞부분과 작은날개로 이루어져 있다. 대뇌앞엽이 자리한다.
		볏돌기	벌집체판의 앞쪽 위에 있는 돌기. 대뇌낫이 붙는다.
		벌집뼈 체판	코안, 뇌머리뼈, 눈확을 가로막는 뼈판. 수많은 작은 구멍이 있다.
		앞침대돌기	나비뼈 작은날개의 돌기. 시각신경관의 뒤쪽 바깥에서 안쪽을 향한다.
	중간머리뼈우묵	전체 모양	나비뼈안장과 관자뼈바위보다 앞쪽에 있다. 나비뼈몸통 큰날개와 관자뼈비늘 부분, 바위 안쪽 앞면으로 구성된다. 대뇌 관자엽이 자리한다.

뼈 이름		부위	특징
머리뼈바닥 속면	중간머리뼈우묵	터키안장	안장결절에서 안장등 사이에 있는 오목한 부분. 나비뼈몸통 위면에 있다.
		뇌하수체오목	터키안장 중앙부의 오목한 부분. 나비뼈몸통 위면에 있으며 뇌하수체가 놓여 있다.
		안장결절	뇌하수체오목 앞에 있는 작은 융기. 나비뼈몸통 위면에 있다.
		중간침대돌기	나비뼈몸통 위면에 있다. 안장결절의 양 끝 융기이며 존재하지 않는 사람도 있다.
		안장등	뇌하수체오목 뒤에 있는 돌출부. 나비뼈몸통 위면에 있다.
		뒤침대돌기	안장등 양 끝에 있는 돌출부에서 소뇌천막이 붙는다. 나비뼈몸통 위면에 있다.
		시각신경관	눈확을 통해 시각신경과 눈동맥이 지나간다. 나비뼈 작은날개에 있다.
		위눈확틈새	눈확을 통해 눈돌림신경, 도르래신경, 눈신경(삼차신경 첫째 가지), 갓돌림신경, 위눈정맥이 지나간다. 나비뼈 큰날개에 있다.
		원형구멍	날개입천장오목으로 통하는 짧은 수평관이다. 나비뼈 큰날개에 있으며 위턱신경이 지나간다.
		타원구멍	원형구멍 가쪽에 있는 큰 구멍. 머리뼈바닥 바깥면을 통해 아래턱신경이 지나간다.
		가시구멍	머리뼈바닥 바깥면으로 통하는 작은 구멍. 중간뇌막동맥과 아래턱신경 뇌막가지가 지나간다. 나비뼈 큰날개에 있다.
		목동맥관	관자뼈바위 아래면 속을 통과해 머리뼈 안으로 나온다. 속목동맥이 지나간다.
		파열구멍	관자뼈바위의 뾰족한 부분, 나비뼈, 뒤통수뼈바닥 부분으로 둘러싸여 있는 가느다란 틈. 큰·작은바위신경, 귀관, 고막긴장근이 지나간다.
	뒤머리뼈우묵	전체 모양	관자뼈바위 속 뒤면 및 뒤통수뼈로 이루어져 있다. 가장 넓은 우묵이다.
		큰구멍	뒤통수뼈에 있는 큰 타원형 구멍. 숨뇌(연수), 척추동·정맥, 척수동·정맥, 더부신경이 지나간다.
		비스듬틀	나비뼈 안장등에서 이어지는 경사진 곳. 다리와 숨뇌가 놓여 있다.
		아래바위정맥동굴고랑	아래바위정맥굴이 들어가는 고랑이다.
		관절융기관	뒤통수뼈 가쪽 아래면의 관절융기오목에 있다. 융기이끌정맥이 지나간다.
		혀밑신경관	뒤통수뼈 가쪽 아래면에 있다. 혀밑신경이 지나간다.
		목정맥구멍	뒤통수뼈 가쪽 아래면에 있다. 앞에서 옆쪽 속을 혀인두신경, 미주신경, 더부신경이 지나며, 가쪽 뒤를 속목정맥이 지나간다.
		속귓구멍	얼굴신경, 속귀신경, 미로동·정맥이 지나간다.
		안뜰수도관바깥구멍	속귀 안뜰을 지나 속림프관이 들어간다.

뼈 이름	부위	특징
머리뼈바닥 속면 뒤머리뼈우묵	십자융기	뒤통수뼈와 머리뼈 안이 맞닿는 부위에 있는 큰 융기.
	속뒤통수뼈융기	십자융기가 교차하는 부분. 대뇌낫, 소뇌천막, 소뇌낫이 붙는다.
	속뒤통수뼈능선	속뒤통수뼈융기에서 아래쪽으로 향한다. 소뇌낫이 흐른다.
머리뼈바닥 바깥면 뒤부분	전체 모양	큰구멍의 가쪽 및 뒤쪽으로, 뒤통수뼈목덜미평면과 꼭지돌기의 아래면이다.
	바깥뒤통수뼈융기	등세모근과 목덜미인대의 몸쪽 부착 부위.
	바깥뒤통수뼈능선	목덜미인대가 붙는다.
	맨위목덜미선	등세모근과 얕은등근막이 붙는다.
	위목덜미선	등세모근의 몸쪽 부착 부위이자 머리널판근의 먼쪽 부착 부위.
	목덜미평면	머리널판근, 머리반가시근, 위머리빗근의 먼쪽 부착 부위.
	아래목덜미선	큰뒤머리곧은근, 작은뒤머리곧은근, 위머리빗근의 먼쪽 부착 부위.
	뒤통수뼈융기	고리뼈 위관절면과 고리뒤통수관절을 만든다.
	관절융기오목	융기이끌정맥을 지나는 관절융기관이 있다.
	혀밑신경관	혀밑신경과 정맥얼기가 지나간다.
	꼭지돌기	목빗근, 머리널판근, 머리가장긴근의 먼쪽 부착 부위.
	뒤통수동맥고랑	뒤통수동맥이 지나간다.
중간부분	전체 모양	큰구멍 앞모서리에서 날개돌기 뒤쪽까지를 말한다.
	인두결절	인두솔기가 붙는 지점으로 뒤통수뼈에 있다. 양쪽에는 머리긴근과 앞머리곧은근의 먼쪽 부착 부위인 거친면이 있다.
	꼭지돌기작은관	관자뼈에 있다. 미주신경귓바퀴가지가 지나간다.
	달팽이소관	관자뼈의 바깥구멍. 바깥림프관을 지나간다.
	목동맥관	관자뼈의 바깥구멍. 속목동맥과 속목동맥신경얼기가 지나간다.
	목동맥고실소관	목동맥관 뒤벽에 2~3개의 작은 구멍이 있다. 고실에 들어가 목동맥고실동맥이 지나간다.
	바위오목	관자뼈에 있다. 혀인두신경의 아래신경절이 들어간다.
	고실소관	관자뼈의 바깥구멍. 고실신경과 아래고실동맥이 지나간다.
	붓돌기	붓아래턱인대, 붓목뿔인대, 붓혀근, 붓인두근의 몸쪽 부착 부위.

뼈 이름	부위	특징
머리뼈바닥 바깥면	중간부분	**붓꼭지구멍** 얼굴신경의 출구.
		바깥귓구멍 고막까지 이어지는 바깥귀길의 입구.
		턱관절오목 아래턱뼈의 턱뼈머리 사이에서 턱관절을 만든다.
		관절결절 아래턱오목 앞쪽의 솟은 부분. 턱관절의 관절오목이 된다.
		고실꼭지틈새 꼭지돌기 부분과의 사이에 있는 틈새. 고실 부분 뒤쪽에 있다.
		바위비늘틈새 바위와 비늘 부분의 틈새.
		바위고막틈새 앞고실동맥과 고실끈신경이 지나간다.
		파열구멍 관자뼈바위 끝, 나비뼈몸통과 큰날개, 뒤통수뼈머리 부분에 둘러싸인 불규칙한 작은 구멍. 큰바위신경과 속목동맥이 지나간다.
		목동맥관속구멍 바위 앞쪽 끝의 빈 구멍.
		날개관 날개관동·정맥과 날개관신경이 지나간다.
		귀관고랑 귀관연골이 붙는 부분이다. 나비뼈 큰날개에 있다.
		근육귀뼈관 근육귀뼈관사이막에 의해 위쪽을 고막긴장근반관, 아래쪽을 귀관반관으로 나눈다.
		타원구멍 아래턱신경(삼차신경 셋째 가지)과 정맥얼기가 지나간다.
		가시구멍 중간뇌막동·정맥, 아래턱신경 뇌막가지, 뇌막 신경얼기가 지나간다.
		나비뼈가시 입천장긴장근의 몸쪽 부착 부위. 나비아래턱인대가 붙는다.
		관자아래능선 가쪽날개근의 몸쪽 부착 부위. 나비뼈 큰날개 관자면과 아래부분의 경계를 이룬다.
		날개돌기가쪽판 가쪽날개근의 몸쪽 부착 부위. 나비뼈몸통·큰날개에서 아래쪽을 향하는 돌기의 가쪽판이다.
		날개돌기안쪽판 나비뼈몸통에서 아래쪽으로 향하는 돌기의 안쪽판이다.
		날개갈고리 날개돌기 안쪽판 하단에 있다. 입천장긴장근의 힘줄을 통과시킨다.
		날개오목 안쪽날개근의 몸쪽 부착 부위. 날개돌기 가쪽판과 안쪽판 사이에 있다.
		배오목 입천장긴장근의 몸쪽 부착 부위. 날개오목 위 안쪽에 얕게 움푹 들어간 곳이다.
		입천장칼집관 나비입천장동맥의 가지와 날개입천장신경절의 가지인 가쪽위뒤코가지가 지나간다.
		보습칼집관 나비입천장동맥의 가지와 날개입천장신경절의 가지인 가쪽위뒤코가지가 지나간다.

뼈 이름	부위	특징
머리뼈바닥 바깥면	앞부분 전체 모양	위치아활로 둘러싸인 뼈입천장이다. 뒤콧구멍과 날개돌기까지 이른다.
	정중입천장봉합	좌우 위턱뼈 입천장돌기의 결합으로 생긴 봉합.
	가로입천장봉합	위턱뼈 입천장돌기와 입천장뼈 수평판 사이의 봉합.
	앞니봉합	앞니와 송곳니 사이의 봉합 흔적.
	앞니뼈	발생기에 존재하는 앞니 부분의 독립된 뼈.
	앞니구멍	코입천장동맥의 유합 가지와 코입천장신경이 지나간다.
	큰입천장구멍	큰입천장관의 출구. 큰입천장동·정맥과 큰입천장신경이 지나간다.
	작은입천장구멍	작은입천장동·정맥과 작은입천장신경이 지나간다.
관자아래우묵	위벽	나비뼈 큰날개의 관자아래면과 관자뼈비늘 일부로 이루어져 있다.
	안쪽벽	나비뼈날개돌기 가쪽판으로 이루어져 있다.
	앞벽	위턱뼈 뒤면의 관자아래면으로 이루어져 있다.
	가쪽벽	광대활과 아래턱뼈 일부로 이루어져 있다.
날개입천장오목	위벽	나비뼈몸통 아래면으로 이루어져 있다.
	안쪽벽	입천장뼈 수직판으로 이루어져 있다.
	앞벽	위턱뼈몸통의 뒤모서리, 입천장뼈 눈확돌기의 일부로 이루어져 있다.
	뒤벽	나비뼈날개돌기의 앞면.
	가쪽	가쪽은 관자아래우묵으로 통한다.
	나비입천장구멍	코안으로 나비입천장동·정맥, 위뒤코신경이 지나간다.
	아래눈확틈새	눈확을 지나 눈확아래동·정맥, 광대신경, 눈확아래신경, 날개입천장신경절의 눈확가지가 지나간다.
	원형구멍	중간머리뼈우묵을 통해 위턱신경이 지나간다.
눈확	눈확어귀 전체 모양	눈확의 입구 부분. 이마뼈, 위턱뼈, 광대뼈로 구성된다.
	눈확끝 전체 모양	눈확의 가장 안쪽.
	시각신경관	시각신경과 눈동맥이 지나간다.
	위벽 전체 모양	이마뼈 눈확면과 나비뼈 작은날개로 구성되어 있다.
	눈확위모서리 이마뼈패임	이마동·정맥, 눈확위신경의 가쪽가지가 지나간다.
	눈확위구멍	눈확위동·정맥 및 신경이 지나간다.

뼈 이름	부위	특징
눈확 / 눈확위모서리	눈물샘오목	눈물샘이 자리한다.
	도르래오목	위빗근도르래가 붙는 작고 오목한 부분.
	도르래가시	도르래오목에 드물게 보이는 작은 가시.
안쪽벽	전체 모양	벌집뼈 눈확판, 위턱뼈 이마돌기, 눈물뼈, 나비뼈몸통 가쪽면으로 구성된다.
	앞벌집구멍	코안에 이어 앞벌집동·정맥, 앞벌집신경이 지나간다.
	뒤벌집구멍	벌집굴에 이어 뒤벌집동·정맥과 뒤벌집신경이 지나간다.
	눈물주머니오목	눈물주머니와 코눈물관이 자리한다.
	코눈물관	눈물을 아래콧길로 이끈다.
아래벽	전체 모양	위턱뼈몸통 눈확면, 광대뼈 눈확면, 입천장뼈 눈확돌기로 구성된다.
	아래눈확틈새	관자아래우묵, 날개입천장오목과 이어진다. 눈확아래동·정맥 및 신경, 아래눈정맥, 광대신경이 지나간다.
	눈확아래고랑, 눈확아래관	눈확아래동·정맥 및 신경이 지나간다.
가쪽벽	전체 모양	나비뼈 큰날개 눈확면과 광대뼈 눈확면 일부로 구성된다.
	위눈확틈새	큰날개와 작은날개 사이에서 중간머리뼈우묵으로 통한다. 위눈정맥, 눈돌림신경, 도르래신경, 눈신경(삼차신경 첫째 가지), 갓돌림신경이 지나간다.
	광대뼈눈확구멍	광대신경이 지나간다.
코안 / 가쪽벽	뼈콧구멍	머리뼈 앞에 있는 콧구멍. 코뼈와 위턱뼈 코패임으로 둘러싸여 있다. 길쭉한 배 형태를 띤다.
	뒤콧구멍	코인두로 열리는 구멍. 보습뼈날개, 입천장뼈 나비뼈돌기, 수평판, 나비뼈날개돌기안쪽판·칼집돌기로 구성되어 있다.
	코사이막의 뼈 부분	벌집뼈 정중판과 보습뼈로 구성되며 코안을 좌우로 가른다. 앞쪽에 코사이막연골이 붙는다.
	전체 모양	벌집뼈, 아래코선반, 위턱뼈이마돌기, 눈물뼈, 입천장의 뼈수직판, 날개돌기안쪽판으로 구성된다.
	위코선반	벌집뼈 안쪽벽 위에 튀어나온 곳.
	중간코선반	벌집뼈 안쪽벽 중간에 튀어나온 곳.
	아래코선반	코안의 가쪽벽에 붙어 있는 독립된 뼈. 안쪽 아래로 돌출되어 있다.
	맨위코선반	위코선반 뒤부분을 위아래로 나눴을 때 위쪽에서 갈라지는 곳.
	위콧길	뒤벌집뼈벌집이 열린다.

뼈 이름	부위	특징
코안 (가쪽벽)	중간콧길	앞·중간벌집뼈벌집, 위턱굴, 이마굴이 열린다.
	아래콧길	코눈물관이 열린다.
	온콧길(총비도)	위·중간·아래코선반과 코사이막 사이에 형성된 넓은 틈.
위벽	전체 모양	주로 벌집체판으로 구성되어 있다. 일부는 코뼈, 이마뼈, 나비뼈몸통이 구성한다.
	체판구멍	앞머리뼈우묵으로 통하며 후각신경이 지나간다.
	앞벌집구멍	눈확으로 통하며 앞벌집동·정맥, 앞벌집신경이 지나간다.
	나비벌집오목	나비굴이 열린다.
아래벽	전체 모양	주로 위턱뼈 입천장돌기로 구성되며 일부는 입천장뼈 수평판으로 구성된다.
	코능선	좌우 위턱뼈 봉합부분에서 솟아 있는 곳.
	앞코가시	코능선 앞쪽 끝의 돌출부. 코사이막연골이 붙는다.
	뒤코가시	좌우의 입천장뼈가 접합하는 부분. 뒤쪽으로 돌출된다.
	앞니관	좌우에 있으며 뼈 가운데에서 합류해 아래쪽은 하나의 관이 된다. 코입천장동정맥 및 신경이 지나간다.
	앞니구멍	코안바닥 앞부분에 좌우로 하나씩 나 있는 작은 구멍.
얼굴 부분 (광대뼈)	광대뼈 부분	큰·작은광대근의 몸쪽 부착 부위.
	광대활	관자뼈의 광대돌기와 광대뼈의 관자돌기로 구성된다. 큰광대근, 깨물근의 몸쪽 부착 부위.
	광대얼굴구멍	광대뼈 가쪽의 작은 구멍. 광대신경이 뼈 가운데에서 둘로 나뉜다. 여기에서 광대얼굴신경이 나온다.
위턱뼈	눈확아래구멍	눈확아래동·정맥, 눈확아래신경이 지나간다.
	송곳니오목	눈확아래구멍 아래쪽에 움푹 들어간 부분. 입꼬리올림근의 몸쪽 부착 부위다.
아래턱뼈	턱뼈바닥	아래턱뼈의 바닥 모서리.
	턱끝구멍	턱끝신경(삼차신경 셋째 가지의 종말가지), 턱끝동·정맥이 지나간다.
	턱끝융기	아래턱뼈 정중부 앞쪽의 융기. 사람에게만 있는 독특한 부위다.
	턱끝가시	턱끝 안쪽면의 돌기. 턱끝혀근, 턱끝목뿔근의 몸쪽 부착 부위다.
	두힘살근오목	턱두힘살근 앞힘살의 몸쪽 부착 부위.

뼈 이름	부위		특징
얼굴 부분 / 아래턱뼈	턱뼈가지		아래턱뼈 위쪽으로 돌출되어 있다. 뒤쪽은 관절돌기, 앞쪽은 근육돌기가 된다.
		관절돌기	관자뼈의 턱관절오목과 턱관절을 만든다.
		근육돌기	턱뼈가지 위쪽 앞에 있는 돌기. 관자근의 먼쪽 부착 부위다.
	턱뼈각		턱뼈바닥과 턱뼈가지 뒤모서리가 이루는 각.
	깨물근거친면		턱뼈각 앞 위부분 가쪽면의 거친면. 깨물근의 먼쪽 부착 부위다.

관절 운동범위의 표시 및 측정법

관절 운동범위는 관절의 기능을 나타낸다. 운동 방향을 표현할 때는 '굽힘'과 '폄' 같은 의학용어가 있지만 여기서는 최대한 일반적인 표현을 함께 사용했다. 그림을 보고 자신이 그 동작을 직접 하면서 배우면 익히기 쉬울 것이다. 관절 운동범위 측정표와 함께 알아두면 운동범위를 이해하는 자신의 기준을 명확하게 마련할 수 있다.

팔

부위명	운동 방향		운동범위 각도	기본축과 이동축	그림
	전문용어	일반용어			
어깨이음구조 shoulder girdle	굽힘 flexion	어깨뼈를 앞으로 움직인다.	20	**기본축** 양쪽 어깨봉우리를 잇는 선 **이동축** 머리꼭대기와 어깨봉우리를 잇는 선	굽힘 / 폄
	폄 extension	어깨뼈를 뒤로 움직인다.	20		
	올림 elevation	어깨뼈를 위로 움직인다. (어깨를 움츠린다.)	20	**기본축** 양쪽 어깨봉우리를 잇는 선 **이동축** 머리꼭대기와 어깨봉우리를 잇는 선	올림 / 0° / 내림 등쪽에서 측정한다.
	내림 depression	어깨뼈를 밑으로 내린다.	20		

부위명	운동 방향		운동범위 각도	기본축과 이동축	그림
	전문용어	일반용어			
어깨 shoulder (어깨이음구조의 움직임을 포함)	굽힘 (앞으로 올림) flexion (forward elevation)	팔을 앞으로 들어 올린다.	180	**기본축** 어깨봉우리를 지나는 바닥과의 수직선(선 자세 또는 앉은 자세) **이동축** 위팔뼈	굽힘 폄 0° 아래팔은 손바닥이 몸쪽을 향하게 한다. 몸이 움직이지 않도록 고정한다. 척주가 앞 뒤로 굽어지지 않도록 주의 한다.
	폄 (뒤로 올림) extension (backward elevation)	팔을 뒤로 들어 올린다.	50		
	벌림 (옆으로 돌림) abduction (lateral elevation)	팔을 옆으로 들어 올린다.	180	**기본축** 어깨봉우리를 지나는 바닥과의 수직선(선 자세 또는 앉은 자세) **이동축** 위팔뼈	벌림 모음 0° 몸이 옆으로 굽지 않도록 90 도 이상이 되면 아래팔을 뒤 집는 것을 원칙으로 한다.
	모음 adduction	(옆으로 든 팔을) 몸 가까이로 가져간다. 겨드랑이를 좁게 한다.	0		
	가쪽돌림 external rotation	아래팔(팔꿈치부터 끝)을 밖으로 향한다.	60	**기본축** 팔꿈치를 지나는 이마면과의 수직선 **이동축** 자뼈	가쪽돌림 0° 안쪽돌림 위팔을 몸에 붙이고 팔꿈치 관절을 앞으로 90도 굽힌 상 태에서 한다. 아래팔은 손바 닥이 몸쪽을 향하게 한다.
	안쪽돌림 internal rotation	아래팔(팔꿈치부터 끝)을 안으로 향한다.	80		

부위명	운동 방향		운동범위 각도	기본축과 이동축	그림
	전문용어	일반용어			
어깨 shoulder (어깨이음구조의 움직임을 포함)	수평굽힘 (수평모음) horizontal flexion (horizontal adduction)	가로 수평으로 똑바로 들어 올린 팔을 앞으로 움직인다.	135	**기본축** 어깨봉우리를 지나는 시상면에 대해 수직선 **이동축** 위팔뼈	0° 수평폄 수평굽힘 어깨관절을 바깥으로 90도 돌린 상태로 실시한다.
	수평폄 (수평벌림) horizontal extension (horizontal abduction)	가로 수평으로 똑바로 들어 올린 팔을 뒤로 움직인다.	30		
팔꿈치 elbow	굽힘 flexion	팔꿈치를 굽힌다.	145	**기본축** 위팔뼈 **이동축** 노뼈	굽힘 폄 0° 아래팔은 손바닥이 앞을 향하게 한다.
	폄 extension	팔꿈치를 편다.	5		
아래팔 forearm	엎침 pronation	손바닥을 아래로 한다.	90	**기본축** 위팔뼈 **이동축** 손가락을 편 손바닥면	0° 뒤침 엎침 어깨가 돌아가지 않도록 팔꿈치를 90도로 굽힌다.
	뒤침 supination	손바닥을 위로 한다.	90		
손목 wrist	굽힘 (손바닥굽힘) flexion (palmarflexion)	손목을 손바닥 쪽으로 굽힌다.	90	**기본축** 노뼈 **이동축** 둘째손허리뼈	폄 굽힘 0° 어깨가 돌아가지 않도록 팔꿈치를 90도로 굽힌다.
	폄 (손등굽힘) extension (dorsiflexion)	손목을 손등 쪽으로 움직인다. (손을 젖힌다.)	70		

부위명	운동 방향		운동범위 각도	기본축과 이동축	그림
	전문용어	일반용어			
손목 wrist	노쪽치우침 radial deviation	손목을 엄지손가락 쪽으로 굽힌다.	25	**기본축** 아래팔의 중앙선 **이동축** 셋째손허리뼈	아래팔은 손바닥이 뒤쪽을 향하게 한다.
	자쪽치우침 ulnar deviation	손목을 새끼손가락 쪽으로 굽힌다.	55		
엄지 thumb	노쪽벌림 radial abduction	엄지를 집게에서 멀어지게 한다.	60	**기본축** 집게손가락 (노뼈의 연장선상) **이동축** 엄지손가락	운동은 손바닥면으로 한다. *손가락 운동은 원칙적으로 손가락 등쪽을 기준으로 각도를 측정한다.
	자쪽모음 ulnar adduction	엄지를 집게에 가까워지게 한다.	0		
	손바닥쪽벌림 palmar abduction	엄지를 손바닥에서 멀어지게 한다.	90		운동은 손바닥면에 직각인 면으로 한다.
	손바닥쪽모음 palmar adduction	엄지를 손바닥에서 가까워지게 한다.	0		

부위명	운동 방향		운동범위 각도	기본축과 이동축	그림
	전문용어	일반용어			
엄지 thumb	굽힘(MCP) flexion	엄지의 손허리손가락 관절부분을 굽힌다.	60	**기본축** 첫째손허리뼈 **이동축** 첫째첫마디뼈	
	폄(MCP) extension	엄지의 손허리손가락 관절부분을 편다.	10		
	굽힘(IP) flexion	엄지의 첫째 관절을 굽힌다.	80	**기본축** 첫째첫마디뼈 **이동축** 첫째끝마디뼈	
	폄(IP) extension	엄지의 첫째 관절을 편다.	10		
손가락 fingers	굽힘(MCP) flexion	(네 손가락의) 손허리손가락 관절부분을 굽힌다.	90	**기본축** 둘째~ 다섯째손허리뼈 **이동축** 둘째~ 다섯째첫마디뼈	
	폄(MCP) extension	(네 손가락의) 손허리손가락 관절부분을 편다.	45		

부위명	운동 방향		운동범위 각도	기본축과 이동축	그림
	전문용어	일반용어			
손가락 fingers	굽힘(PIP) flexion	(네 손가락의) 둘째 관절을 굽힌다.	100	**기본축** 둘째~ 다섯째첫마디뼈 **이동축** 둘째~ 다섯째중간마디뼈	
	폄(PIP) extension	(네 손가락의) 둘째 관절을 편다.	0		
	굽힘(DIP) flexion	(네 손가락의) 첫째 관절을 굽힌다.	80	**기본축** 둘째~ 다섯째중간마디뼈 **이동축** 둘째~ 다섯째끝마디뼈	 DIP는 10° 넘게 펴질 수도 있다.
	폄(DIP) extension	(네 손가락의) 첫째 관절을 편다.	0		
	벌림 abduction	손가락을 벌린다.	–	**기본축** 셋째손허리뼈의 연장선 **이동축** 둘째, 넷째, 다섯째손가락	 가운데 손가락의 운동은 노 뼈벌림, 자뼈벌림으로 한다.
	모음 adduction	손가락을 모은다.	–		

다리

부위명	운동 방향		운동범위 각도	기본축과 이동축	그림
	전문용어	일반용어			
엉덩이 hip	굽힘 flexion	엉덩관절 부분을 굽힌다. 허벅지를 올린다.	125	**기본축** 몸통과 평행한 선 **이동축** 넙다리뼈(큰돌기와 넙다리뼈 가쪽관절융기의 중심을 잇는 선)	굽힘 0° 폄 0° 골반과 척주를 잘 고정한다. 굽힘은 똑바로 누운 상태에서 무릎 굽힘 자세로 실시한다. 폄은 엎드린 자세에서 무릎 폄 자세로 실시한다.
	폄 extension	엉덩관절 부분을 편다. (엎드려서) 다리를 들어올린다.	15		
	벌림 abduction	다리를 벌린다.	45	**기본축** 양쪽 위앞엉덩뼈가시를 잇는 선에 대한 수직선 **이동축** 넙다리 중앙선(위앞엉덩뼈가시에서 무릎뼈 중심을 잇는 선)	0° 벌림 모음 똑바로 누운 자세에서 골반을 고정한다. 다리는 가쪽돌림이 되지 않도록 한다. 모음은 반대쪽 다리를 굽혀서 들어올리고 그 밑을 지나게 한다.
	모음 adduction	다리를 모은다.	20		
	바깥돌림 external rotation	넙다리를 가쪽으로 비튼다. 다리를 안쪽으로 움직인다.	45	**기본축** 무릎뼈에서 내려온 수직선 **이동축** 장딴지 중앙선(무릎뼈 중심에서 발목관절 내외 복사 중앙을 잇는 선)	안쪽돌림 0° 바깥돌림 똑바로 누운 자세에서 엉덩관절과 무릎관절을 90도 굽힌 자세로 한다. 골반의 움직임을 적게 한다.
	안쪽돌림 internal rotation	넙다리를 안쪽으로 비튼다. 다리를 가쪽으로 움직인다.	45		

부위명	운동 방향		운동범위 각도	기본축과 이동축	그림
	전문용어	일반용어			
무릎 knee	굽힘 flexion	무릎을 굽힌다.	130	**기본축** 넙다리뼈 **이동축** 종아리뼈 (종아리뼈머리와 가쪽복사를 잇는 선)	 굽힘은 엉덩관절을 굽힌 자세에서 한다.
	폄 extension	무릎을 편다.	0		
발목 ankle	발바닥굽힘 (굽힘) flexion (plantar flexion)	발끝을 (아래로) 내린다.	45	**기본축** 종아리뼈로의 수직선 **이동축** 다섯째발허리뼈	 무릎관절을 굽힌 자세에서 실시한다.
	발등굽힘(폄) extension (dorsiflexion)	발끝을 (위로) 올린다.	20		
발 부분 foot	가쪽번짐 eversion	(바닥에 엄지발가락을 붙인 채) 새끼발가락 쪽을 바닥에서 뗀다.	20	**기본축** 장딴지축과의 수직선 **이동축** 발바닥면	 무릎관절을 굽힌 자세에서 실시한다.
	안쪽번짐 inversion	(바닥에 새끼발가락을 붙인 채) 엄지발가락 쪽을 바닥에서 뗀다.	30		

부위명	운동 방향		운동범위 각도	기본축과 이동축	그림
	전문용어	일반용어			
발 부분 foot	벌림 abduction	발끝을 가쪽으로 벌린다.	10	**기본축** 첫째, 둘째 발허리뼈 사이의 중앙선 **이동축** 기본축과 같음	 벌림　모음 0° 발바닥을 발의 가쪽모서리 또는 안쪽모서리로 돌리는 방법으로 실시하기도 한다.
	모음 adduction	발끝을 안쪽으로 모은다.	20		
엄지발가락 great toe	굽힘(MTP) flexion	엄지의 발허리 발가락관절 부분을 굽힌다.	35	**기본축** 첫째발허리뼈 **이동축** 첫째첫마디뼈	 0° 굽힘　폄 무릎관절을 굽힌 자세에서 실시한다.
	폄(MTP) extension	엄지의 발허리 발가락관절 부분을 편다.	60		
	굽힘(IP) flexion	엄지의 첫째 관절을 굽힌다.	60	**기본축** 첫째첫마디뼈 **이동축** 첫째끝마디뼈	 폄　0° 굽힘 무릎관절을 굽힌 자세에서 실시한다.
	폄(IP) extension	엄지의 첫째 관절을 편다.	0		

부위명	운동 방향		운동범위 각도	기본축과 이동축	그림
	전문용어	일반용어			
발가락 toes	굽힘(MTP) flexion	네 발가락의 발허리발가락 관절 부분을 굽힌다.	35	**기본축** 둘째~ 다섯째발허리뼈 **이동축** 둘째~ 다섯째첫마디뼈	
	폄(MTP) extension	네 발가락의 발허리발가락 관절 부분을 편다.	40		
	굽힘(PIP) flexion	네 발가락의 둘째 관절을 굽힌다.	35	**기본축** 둘째~ 다섯째첫마디뼈 **이동축** 둘째~ 다섯째중간마디뼈	
	폄(PIP) extension	네 발가락의 둘째 관절을 편다.	0		
	굽힘(DIP) flexion	네 발가락의 첫째 관절을 굽힌다.	50	**기본축** 둘째~ 다섯째중간마디뼈 **이동축** 둘째~ 다섯째끝마디뼈	
	폄(DIP) extension	네 발가락의 첫째 관절을 편다.	0		

부위명	운동 방향		운동범위 각도	기본축과 이동축	그림
	전문용어	일반용어			
목 부분 cervical spines	앞굽힘(굽힘) flexion	아래를 본다.	60	**기본축** 어깨봉우리를 지나는 바닥에 대한 수직선 **이동축** 바깥귓구멍과 마루점을 잇는 선	 머리를 기준으로 몸통 중앙의 옆에서 측정한다. 원칙적으로 의자에 앉은 자세에서 실시한다.
	뒤굽힘(폄) extension	위를 본다.	50		
	돌림 rotation	왼쪽 돌림	왼쪽 옆을 본다.	60	**기본축** 양쪽 어깨봉우리를 잇는 선에 대한 수직선 **이동축** 콧등과 뒤통수뼈융기를 잇는 선	 의자에 앉은 자세에서 실시한다.
		오른쪽 돌림	오른쪽 옆을 본다.	60		
	옆굽힘 lateral bending	왼쪽 굽힘	목을 왼쪽으로 기울인다.	50	**기본축** 7번 목뼈의 가시돌기와 1번 엉치척추뼈의 가시돌기를 잇는 선 **이동축** 마루점과 7번 목뼈의 가시돌기를 잇는 선	 몸통 등쪽에서 측정한다. 의자에 앉은 자세에서 실시한다.
		오른쪽 굽힘	목을 오른쪽으로 기울인다.	50		

부위명	운동 방향		운동범위 각도	기본축과 이동축	그림
	전문용어	일반용어			
가슴과 허리 부분 thoracic and lumbar spines	앞굽힘(굽힘) flexion	몸을 앞으로 굽힌다.	45	**기본축** 엉치뼈 뒤면 **이동축** 1번 등뼈의 가시돌기와 5번 허리뼈의 가시돌기를 잇는 선	몸 옆쪽에서 측정한다. 선 자세, 의자에 앉은 자세 또는 옆으로 누운 자세에서 실시한다. 엉덩관절이 움직이지 않도록 주의한다.
	뒤굽힘(폄) extension	몸을 젖힌다.	30		
	돌림 rotation	왼쪽 돌림	왼쪽으로 몸을 비튼다.	40	**기본축** 양쪽 위뒤엉덩뼈 가시를 잇는 선 **이동축** 양쪽 어깨봉우리를 잇는 선	앉은 자세에서 골반을 고정한 다음 실시한다.
		오른쪽 돌림	오른쪽으로 몸을 비튼다.	40		
	옆 굽힘 lateral bending	왼쪽 굽힘	왼쪽으로 몸을 기울인다.	50	**기본축** 야코비선(허리의 가장 높은 곳을 좌우로 연결하는 선)의 중심에 세운 수직선 **이동축** 1번 등뼈의 가시돌기와 5번 허리뼈의 가시돌기를 잇는 선	몸 등쪽에서 측정한다. 의자에 앉은 자세 또는 선 자세로 실시한다.
		오른쪽 굽힘	오른쪽으로 몸을 기울인다.	50		

그 외 부위

부위명	운동 방향		운동범위 각도	기본축과 이동축	그림
	전문용어	일반용어			
어깨 shoulder (어깨이음구조의 움직임을 포함)	바깥돌림 external rotation	손을 (위로) 올린다.	90	**기본축** 팔꿈치를 지나는 이마면에 대한 수직선 **이동축** 자뼈	아래팔은 중간위치에 둔다. 어깨관절은 90도 가쪽으로 돌고, 팔꿉관절은 90도 굽힌 자세에서 실시한다.
	안쪽돌림 internal rotation	손을 (아래로) 내린다.	70		
	모음 adduction	팔을 반대쪽으로 움직인다.	75	**기본축** 어깨봉우리를 지나는 바닥에 수직인 선. **이동축** 위팔뼈	어깨관절을 20도 또는 45도 굽힌 자세에서 실시한다.
손가락 fingers	맞섬 opposition	엄지손가락과 새끼손가락의 끝 (또는 손가락의 배) 을 맞춘다.			엄지손가락 끝과 새끼손가락 시작(또는 끝)과의 거리(cm)로 표시한다.
	벌림 abduction			**기본축** 셋째손허리뼈의 연장선 **이동축** 집게, 반지, 새끼(둘째, 넷째, 다섯째) 손가락축	가운데손가락 끝과 집게, 반지, 새끼손가락끝과의 거리(cm)로 표시한다.
	모음 adduction				

부위명	운동 방향		참고 그림
	전문용어	일반용어	
손가락 fingers	굽힘 flexion	손가락을 굽힌다.	손가락 끝과 몸쪽 손바닥 피부선(proximal palmar crease) 또는 먼쪽 손바닥 피부선(distal palmar crease)와의 거리(cm)로 표시한다.
가슴과 허리 부분 thoracic and lumbar spines	굽힘 flexion	몸을 앞으로 굽힌다.	최대 굽힘은 손끝과 바닥 사이의 거리(cm)로 표시한다.
턱관절 temporomandibular joint	입을 연 자세에서 위턱의 정중선부터 위턱과 아래턱의 끝단 사이 거리(cm)로 표시한다. 좌우 거리 편차(lateral deviation)는 위턱의 정중선을 축으로 아래치아가 움직인 거리를 좌우 모두 cm로 표시한다. 기준 거리는 위아래 첫째 송곳니열과 마주한 모서리선 사이의 거리 5cm, 좌우 거리 편차는 1cm다.		

신·구용어 대조표

신용어 표기는 〈대한의사협회 의학용어집〉(5.1판)을 기준으로, KMLE 의학검색엔진(www.kmle.co.kr)을 함께 참고했다.

※책에서 주로 사용한 용어는 초록색 글씨로 표기했다.

신용어	구용어
가슴우리	흉강
가쪽복사	외과
갈고리돌기	구상돌기
갈고리뼈	유구골
갈비패임	늑골절흔
거짓갈비뼈	가륵, 가성늑골
결절사이고랑	결절간구
경첩관절	접번관절
고리뒤통수관절	환추후두관절
고리뼈	환추
공기뼈	함기골
관자뼈	측두골
광대뼈	관골(顴骨)
굽힘근	굴근
궁둥구멍근	이상근
궁둥뼈	좌골
귓바퀴	이개
긴모음근	장내전근
긴뼈	장골
깨물근	교근
꼬리뼈	미추, 미골
꼭지돌기	유두돌기
나비뼈	접형골
날개인대	익상인대
납작뼈	편평골
넙다리네갈래근	대퇴사두근
넙다리네모근	대퇴방형근

넙다리두갈래근	대퇴이두근
넙다리빗근	봉공근
넙다리뼈	대퇴골
네모인대	방형인대
노뼈	요골
노뼈머리띠인대	요골윤상인대
눈물뼈	누골
눈썹활사이	미간
눈확, 눈구멍	안와
돌기사이능선	전자간능선
돌기오목	전자와
둘레띠	윤대
뒤침근	회외근
뒤통수뼈	후두골
등뼈	흉추
등세모근	승모근
뜬갈비뼈	부유늑골
마루뼈	두정골
마름뼈	능형골
마름인대	능형인대
막속뼈되기	막내골화
머리덮개뼈	두개관
머리뼈	두개골
머리뼈바닥	두개저
목덜미인대	항인대
목말뼈	거골
목뼈	경추
목뿔뼈	설골
몸분절	체절
못박이관절	정식관절
못움직관절	부동관절
무릎뼈	슬개골

뭇축관절	**다축관절**
바깥귀길	외이도
반달뼈	월상골
반움직관절	반관절, 반가동관절
발꿈치뼈	종골
발꿈치힘줄, 아킬레스힘줄	종골건, 아킬레스건
발목발허리관절	족근중족관절
발목뼈	족근골
발허리뼈	중족골
배곧은근	복직근
배세모근	추체근
벌집뼈	사골
보습뼈	서골
겹보임시야	**복시시야**
복장빗장관절	흉쇄관절
복장뼈	흉골
볼기근선	둔근선
볼기뼈	관골(臗骨)
부리빗장인대	오훼쇄골인대
붓돌기	경상돌기
비늘봉합	인상봉합
빗장뼈	쇄골
뼈끝선	골단선
뼈끝판	골단판
뼈대	골격
뼈대계통	골격계
뼈되기	골화
뼈붙음	골유합
샅고랑인대	서혜인대
생나무골절	불완전굴곡골절
세모뼈	삼각골
속귀길	내이도

속질핵	수핵
손가락뼈	지골
손목뼈	수근골
손배뼈	주상골
손허리뼈	중수골
시옷봉합	람다상봉합
쐐기뼈	설상골
아래코선반뼈	하비갑개
아래콧길	하비도
아래턱뼈	하악골
안장관절	안관절
알머리뼈	유두골
어깨뼈	견갑골
어깨뼈봉우리	견봉
얼굴뼈	안면골
엉덩뼈	장골
엉치뼈	천골
엉치뼈곶	갑각, 천골곶
오목위팔인대	관절상완인대
오목테두리	관절순
외과목	외과경
움직관절	가동관절
위콧길	상비도
위턱뼈	상악골
위팔뼈	상완골
유리연골	초자연골
융기사이융기	과간융기
이마뼈	전두골
인두솔기	인두봉선
입천장뼈	구개골
자뼈	척골
장딴지근	비복근

적색골수, 적색뼈속질	적골수
절구	관골구
절구관절	구관절, 구상관절
정강뼈	경골
정강종아리관절	경비관절
종아리뼈	비골
중간콧길	중비도
중쇠관절	차축관절
중쇠뼈	축추
짧은모음근	단내전근
짧은뼈	단골
참갈비뼈	진륵
척추뼈고리뿌리	추궁근
척추사이원반	추간판
치아돌기오목	치돌기와
칼돌기	검상돌기
코곁굴	부비동
코뼈	비골
코사이막, 코중격	비중격
콩알뼈	두상골
큰모음근	대내전근
톱니봉합	거치상봉합
팔꿉관절	주관절
폄근	신근
허리뼈	요추
홀축관절	일축성관절

찾아보기

한글 찾아보기

ㅅ

영문 찾아보기

참고 문헌

《Kapandji 관절생리학 I 팔》, I. A. kapandji 지음, 오기시마 히데오 번역 감수, 시마다 도모아키 번역, 의치약출판, 1986

《Kapandji 관절생리학 II 다리》, I. A. kapandji 지음, 오기시마 히데오 번역 감수, 시마다 도모아키 번역, 의치약출판, 1988

《Kapandji 관절생리학 III 체간·척주》, I. A. kapandji 지음, 오기시마 히데오 번역 감수, 시마다 도모아키 번역, 의치약출판, 1986

《골단》, 가와이 요시노리·하라시마 히로시 지음, NTS, 2004

《관절가동역 측정법 – 가동역 측정 입문서》, C. C. Norkin·D. J. White 지음, 기무라 데츠히코 번역 감수, 협동의서출판사, 2002

《그레이 해부학》, R. L. Drake 외 지음, 시오타 코헤이 옮김, 엘제비어 재팬, 2007

《기초운동학》, 나카무라 류이치 외 지음, 의치약출판, 2003

《네터 해부학 어드레스》, F. H. Netter 지음, 아이소 사타카즈 옮김, 엘제비어 재팬, 남강당, 2007

《도해 관절·운동기 기능해부 (상권–상지, 척추편)》, J. Castaing 외 지음, 이하라 히데토시 외 옮김, 협동의서출판사, 1986

《도해 관절·운동기 기능해부 (하권–하지편)》, J. Castaing 외 지음, 이하라 히데토시 외 옮김, 협동의서출판사, 1986

《리하빌리테이션 정형외과학》, 오타니 키요시 지음, 의학서원, 1997

《베드사이드 신경진찰법》, 다사키 요시아키·사이토 요시오 지음, 남산당, 2004

《분담 해부학 1 (총설·골학·인대학·근학)》, 모리 오토 외 지음, 금원출판, 1982

《손, 그 기능과 해부》, 우에바 야스오 지음, 금방당, 2006

《신해부학》, 가토 마사루 감수, 일본의사신보사, 2007

《요통증》, R. Cailliet 지음, 오기시마 히데오 옮김, 의치약출판, 1996

《요통텍스트 – 바른 이해와 예방을 위하여》, 가야바타 마사야 지음, 남강당, 1989

《일본인체해부학 (상권)》, 가네코 우시노스케하라 지음, 남산당, 2000

《즐거워지는 해부학 Part2》, 다케우치 슈지 저, 강담사, 2005

《즐거워지는 해부학 미니노트》, 다케우치 슈지 저, 강담사, 2009

《즐거워지는 해부학》, 다케우치 슈지 저, 강담사, 2003

《최신정형외과학 대계 12 흉요추, 요추, 선추》, 오치 다카히로 총편집, 중산서점, 2006

《최신정형외과학 대계 15A 수관절, 수지 I》, 오치 다카히로 총편집, 중산서점, 2007

《컬러 어드레스 조직학》, 시바사키 신 번역 감수, 서촌서점, 1988

《표준정형외과학》, 도리스 다케히코·고쿠부 쇼이치 총편집, 의학서원, 2005

《해부 어드레스》, W. Kahle 외 지음, 오치 쥰조 옮김, 문광당, 1990

《해부 트레이닝 노트》, 다케우치 슈지 저, 〈해부 트레이닝 노트〉, 의학교육출판사, 2009

《해부학 컬러 어드레스》, J. W. Rohen 외 지음, 의학서원, 2007

《해부학용어》, 일본해부학회 감수, 의학서원, 2007

뼈의 구조

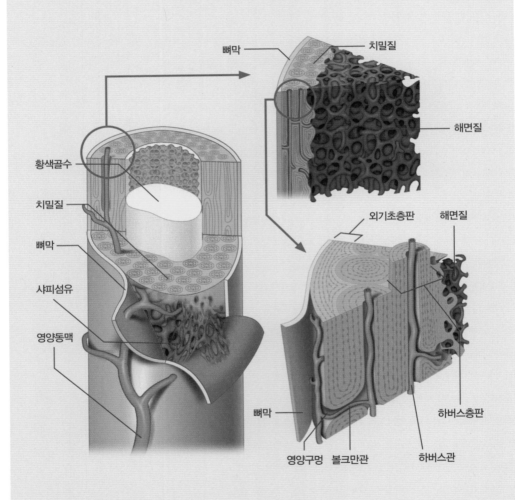

뼈막 — 치밀질

황색골수

치밀질

뼈막

샤피섬유

영양동맥

해면질

외기초층판 — 해면질

뼈막

하버스층판

영양구멍 볼크만관 하버스관

척주

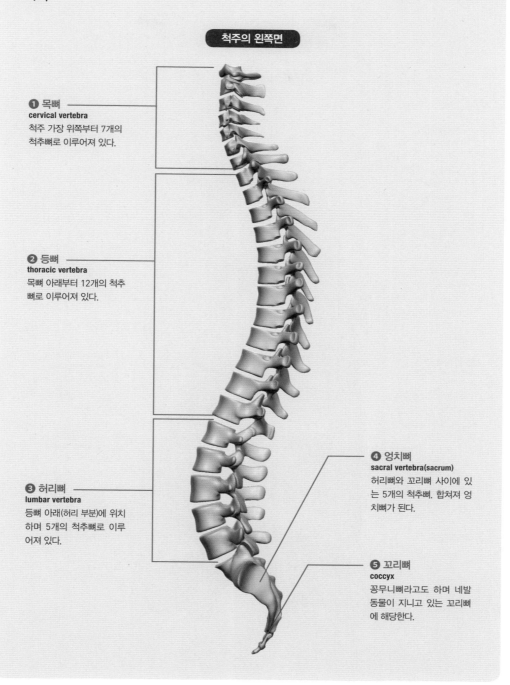

척주의 왼쪽면

❶ 목뼈
cervical vertebra
척주 가장 위쪽부터 7개의
척추뼈로 이루어져 있다.

❷ 등뼈
thoracic vertebra
목뼈 아래부터 12개의 척추
뼈로 이루어져 있다.

❸ 허리뼈
lumbar vertebra
등뼈 아래(허리 부분)에 위치
하며 5개의 척추뼈로 이루
어져 있다.

❹ 엉치뼈
sacral vertebra(sacrum)
허리뼈와 꼬리뼈 사이에 있
는 5개의 척추뼈. 합쳐져 엉
치뼈가 된다.

❺ 꼬리뼈
coccyx
꽁무니뼈라고도 하며 네발
동물이 지니고 있는 꼬리뼈
에 해당한다.

척주의 결합

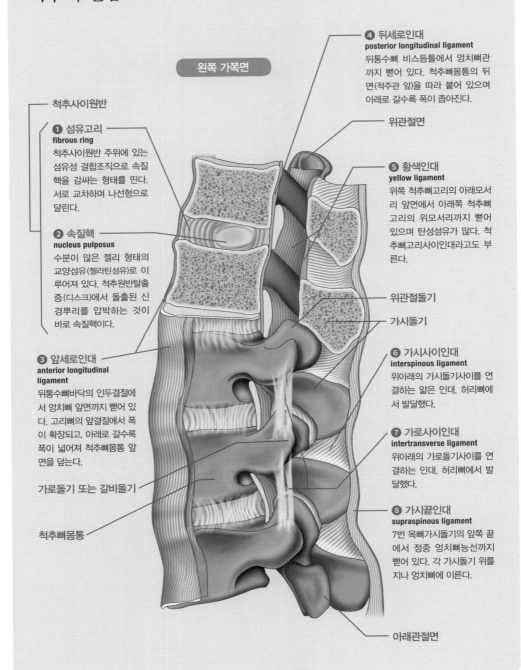

왼쪽 가쪽면

척추사이원반

❶ 섬유고리
fibrous ring
척추사이원반 주위에 있는
섬유성 결합조직으로 속질
핵을 감싸는 형태를 띤다.
서로 교차하며 나선형으로
달린다.

❷ 속질핵
nucleus pulposus
수분이 많은 젤리 형태의
교양섬유(젤라틴섬유)로 이
루어져 있다. 척추원반탈출
증(디스크)에서 돌출된 신
경뿌리를 압박하는 것이
바로 속질핵이다.

❸ 앞세로인대
anterior longitudinal
ligament
뒤통수뼈바닥의 인두결절에
서 엉치뼈 앞면까지 뻗어 있
다. 고리뼈의 앞결절에서 폭
이 확장되고, 아래로 갈수록
폭이 넓어져 척추뼈몸통 앞
면을 덮는다.

가로돌기 또는 갈비돌기

척추뼈몸통

❹ 뒤세로인대
posterior longitudinal ligament
뒤통수뼈 비스듬틀에서 엉치뼈관
까지 뻗어 있다. 척추뼈몸통의 뒤
면(척주관 앞)을 따라 붙어 있으며
아래로 갈수록 폭이 좁아진다.

위관절면

❺ 황색인대
yellow ligament
위쪽 척추뼈고리의 아래모서
리 앞면에서 아래쪽 척추뼈
고리의 위모서리까지 뻗어
있으며 탄성섬유가 많다. 척
추뼈고리사이인대라고도 부
른다.

위관절돌기

가시돌기

❻ 가시사이인대
interspinous ligament
위아래의 가시돌기사이를 연
결하는 얇은 인대. 허리뼈에
서 발달했다.

❼ 가로사이인대
intertransverse ligament
위아래의 가로돌기사이를 연
결하는 인대. 허리뼈에서 발
달했다.

❽ 가시끝인대
supraspinous ligament
7번 목뼈가시돌기의 앞쪽 끝
에서 정중 엉치뼈능선까지
뻗어 있다. 각 가시돌기 위를
지나 엉치뼈에 이른다.

아래관절면

관절의 구조

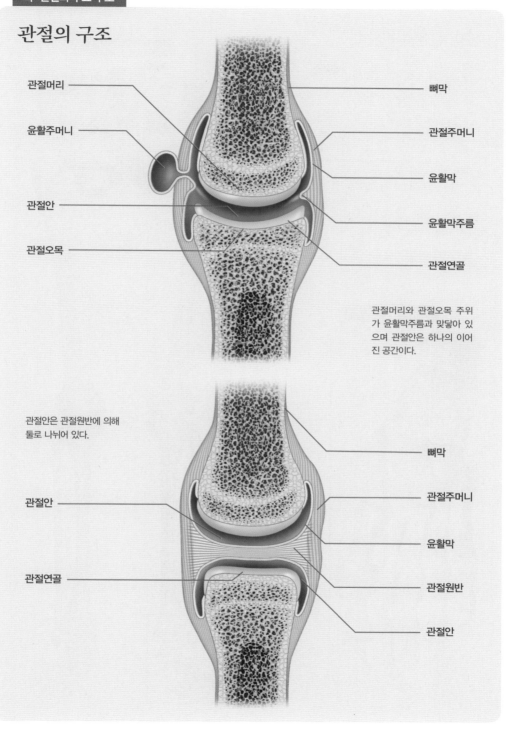

관절머리

윤활주머니

관절안

관절오목

뼈막

관절주머니

윤활막

윤활막주름

관절연골

관절머리와 관절오목 주위
가 윤활막주름과 맞닿아 있
으며 관절안은 하나의 이어
진 공간이다.

관절안은 관절원반에 의해
둘로 나뉘어 있다.

뼈막

관절주머니

윤활막

관절원반

관절안

관절안

관절연골

하반신 뼈와 관절

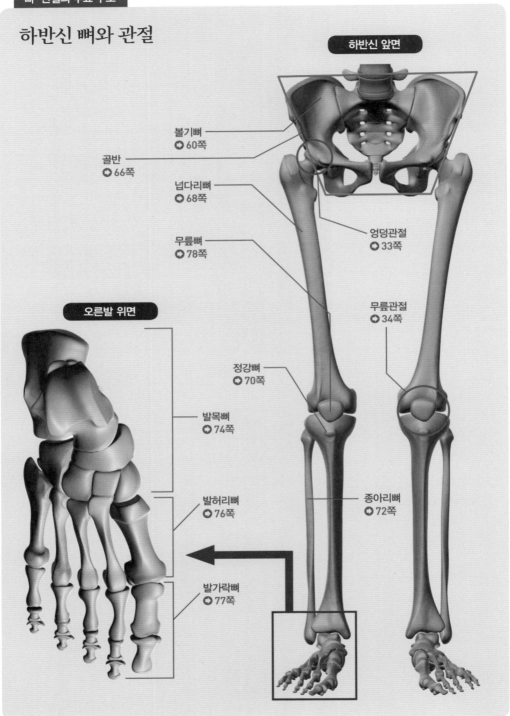

하반신 앞면

볼기뼈
➲ 60쪽

골반
➲ 66쪽

넙다리뼈
➲ 68쪽

엉덩관절
➲ 33쪽

무릎뼈
➲ 78쪽

무릎관절
➲ 34쪽

정강뼈
➲ 70쪽

오른발 위면

발목뼈
➲ 74쪽

발허리뼈
➲ 76쪽

종아리뼈
➲ 72쪽

발가락뼈
➲ 77쪽

무릎관절

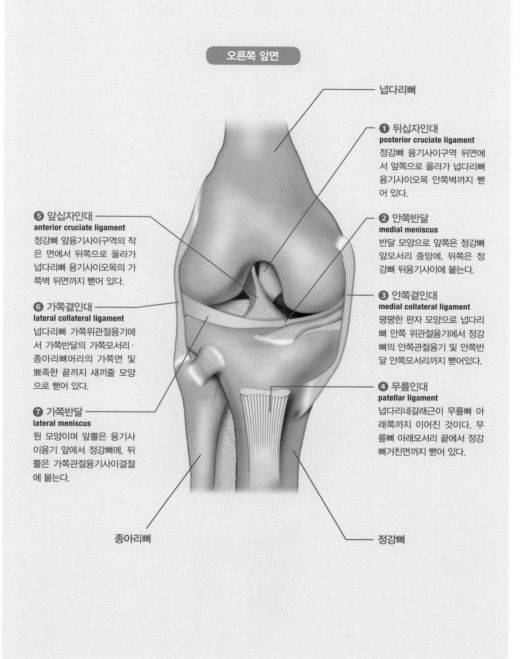

오른쪽 앞면

넙다리뼈

❶ 뒤십자인대
posterior cruciate ligament
정강뼈 융기사이구역 뒤면에
서 앞쪽으로 올라가 넙다리뼈
융기사이오목 안쪽벽까지 뻗
어 있다.

❺ 앞십자인대
anterior cruciate ligament
정강뼈 앞융기사이구역의 작
은 면에서 뒤쪽으로 올라가
넙다리뼈 융기사이오목의 가
쪽벽 뒤면까지 뻗어 있다.

❷ 안쪽반달
medial meniscus
반달 모양으로 앞쪽은 정강뼈
앞모서리 중앙에, 뒤쪽은 정
강뼈 뒤융기사이에 붙는다.

❻ 가쪽곁인대
lateral collateral ligament
넙다리뼈 가쪽위관절융기에
서 가쪽반달의 가쪽모서리·
종아리뼈머리의 가쪽면 및
뾰족한 끝까지 새끼줄 모양
으로 뻗어 있다.

❸ 안쪽곁인대
medial collateral ligament
평평한 판자 모양으로 넙다리
뼈 안쪽 위관절융기에서 정강
뼈의 안쪽관절융기 및 안쪽반
달 안쪽모서리까지 뻗어있다.

❹ 무릎인대
patellar ligament
넙다리네갈래근이 무릎뼈 아
래쪽까지 이어진 것이다. 무
릎뼈 아래모서리 끝에서 정강
뼈거친면까지 뻗어 있다.

❼ 가쪽반달
lateral meniscus
원 모양이며 앞뿔은 융기사
이융기 앞에서 정강뼈에, 뒤
뿔은 가쪽관절융기사이결절
에 붙는다.

종아리뼈

정강뼈

손관절

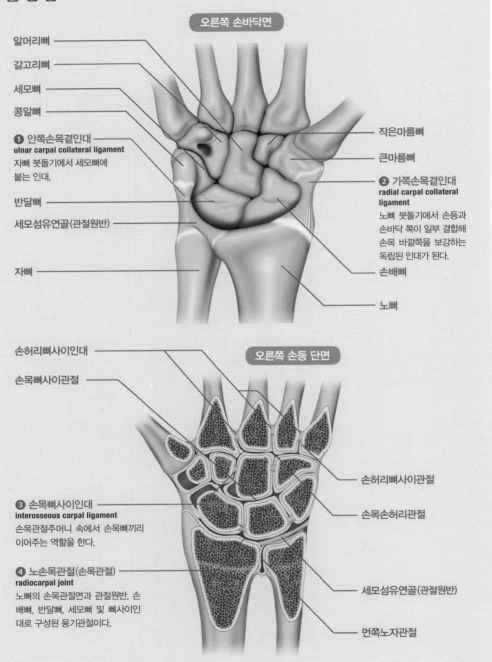

오른쪽 손바닥면

알머리뼈

갈고리뼈

세모뼈

콩알뼈

❶ 안쪽손목곁인대
ulnar carpal collateral ligament
자뼈 붓돌기에서 세모뼈에
붙는 인대.

반달뼈

세모섬유연골(관절원반)

자뼈

작은마름뼈

큰마름뼈

❷ 가쪽손목곁인대
radial carpal collateral ligament
노뼈 붓돌기에서 손등과
손바닥 쪽이 일부 결합해
손목 바깥쪽을 보강하는
독립된 인대가 된다.

손배뼈

노뼈

오른쪽 손등 단면

손허리뼈사이인대

손목뼈사이관절

❸ 손목뼈사이인대
interosseous carpal ligament
손목관절주머니 속에서 손목뼈끼리
이어주는 역할을 한다.

❹ 노손목관절(손목관절)
radiocarpal joint
노뼈의 손목관절면과 관절원반, 손
배뼈, 반달뼈, 세모뼈 및 뼈사이인
대로 구성된 융기관절이다.

손허리뼈사이관절

손목손허리관절

세모섬유연골(관절원반)

먼쪽노자관절

202

발관절

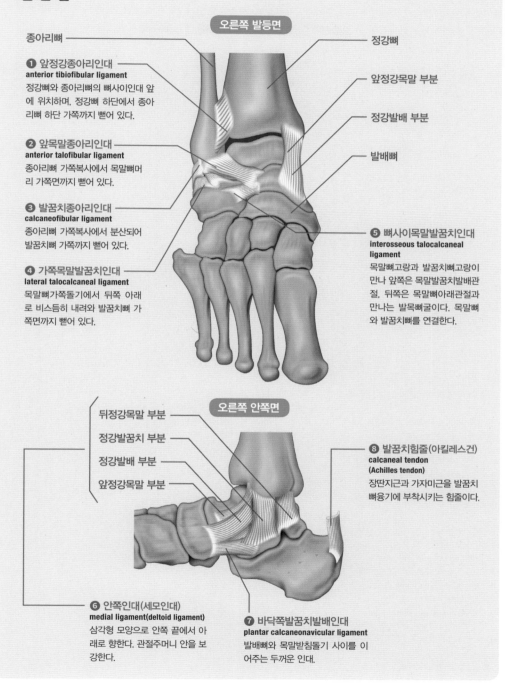

오른쪽 발등면

종아리뼈

❶ 앞정강종아리인대
anterior tibiofibular ligament
정강뼈와 종아리뼈의 뼈사이인대 앞
에 위치하며, 정강뼈 하단에서 종아
리뼈 하단 가쪽까지 뻗어 있다.

❷ 앞목말종아리인대
anterior talofibular ligament
종아리뼈 가쪽복사에서 목말뼈머
리 가쪽면까지 뻗어 있다.

❸ 발꿈치종아리인대
calcaneofibular ligament
종아리뼈 가쪽복사에서 분산되어
발꿈치뼈 가쪽까지 뻗어 있다.

❹ 가쪽목말발꿈치인대
lateral talocalcaneal ligament
목말뼈가쪽돌기에서 뒤쪽 아래
로 비스듬히 내려와 발꿈치뼈 가
쪽면까지 뻗어 있다.

정강뼈

앞정강목말 부분

정강발배 부분

발배뼈

❺ 뼈사이목말발꿈치인대
interosseous talocalcaneal
ligament
목말뼈고랑과 발꿈치뼈고랑이
만나 앞쪽은 목말발꿈치발배관
절, 뒤쪽은 목말뼈아래관절과
만나는 발목뼈굴이다. 목말뼈
와 발꿈치뼈를 연결한다.

오른쪽 안쪽면

뒤정강목말 부분
정강발꿈치 부분
정강발배 부분
앞정강목말 부분

❽ 발꿈치힘줄(아킬레스건)
calcaneal tendon
(Achilles tendon)
장단지근과 가자미근을 발꿈치
뼈융기에 부착시키는 힘줄이다.

❻ 안쪽인대(세모인대)
medial ligament(deltoid ligament)
삼각형 모양으로 안쪽 끝에서 아
래로 향한다. 관절주머니 안을 보
강한다.

❼ 바닥쪽발꿈치발배인대
plantar calcaneonavicular ligament
발배뼈와 목말받침돌기 사이를 이
어주는 두꺼운 인대.

옮긴이 장은정

한국방송통신대학교 일본학과를 졸업하고 한국외국어대학교 국제지역대학원 일본학과를 수료했다. 현재 번역 에이전시 엔터스코리아 출판기획 및 일본어 전문 번역가로 활동하고 있다. 역서로는 《재밌어서 밤새 읽는 수학 이야기 프리미엄 편》《만지면 알 수 있는 복진 입문》《유해물질 의문100》 등이 있다.

뼈·관절 구조 교과서
아픈 부위를 해부학적으로 알고 싶을 때 찾아보는 뼈·관절 의학 도감

1판 1쇄 펴낸 날 2020년 2월 5일
1판 4쇄 펴낸 날 2024년 3월 15일

원감수 | 다케우치 슈지
지은이 | 마쓰무라 다카히로
옮긴이 | 장은정
한국어판 감수 | 이문영

펴낸이 | 박윤태
펴낸곳 | 보누스
등   록 | 2001년 8월 17일 제313-2002-179호
주   소 | 서울시 마포구 동교로12안길 31 보누스 4층
전   화 | 02-333-3114
팩   스 | 02-3143-3254
이메일 | bonus@bonusbook.co.kr

ISBN 978-89-6494-413-4 03510

• 책값은 뒤표지에 있습니다.

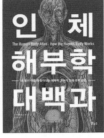
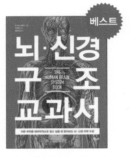
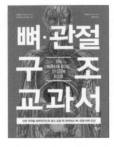
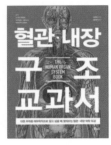
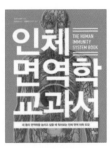
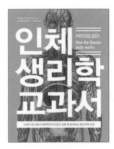
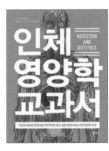
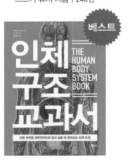
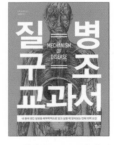
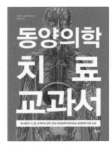